世界一やさしい トリガーポイントの探し方・押し方

TRIGGER POINT Therapy

大谷素明

X-Knowledge

ポイント地図

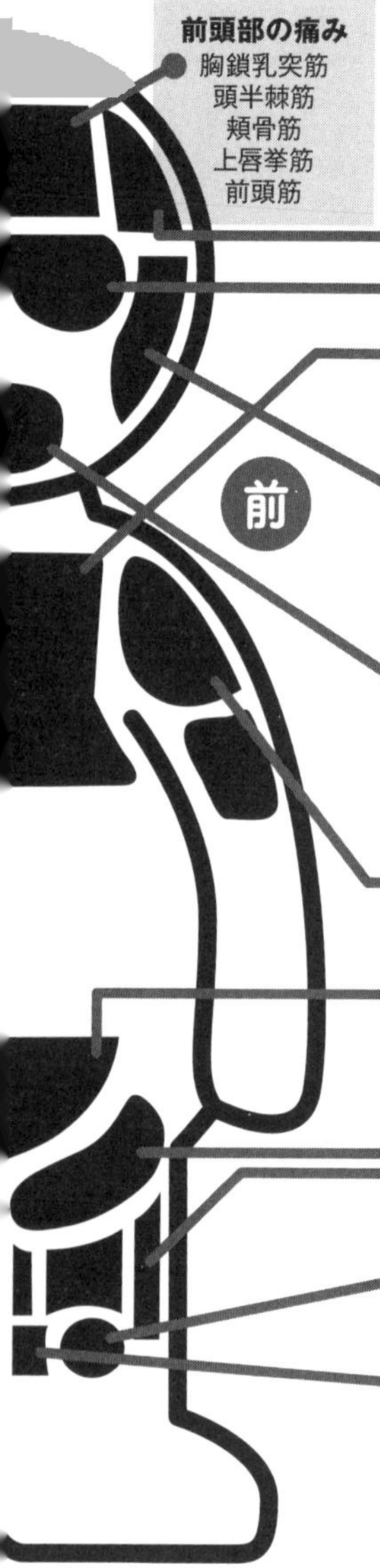

前頭部の痛み
胸鎖乳突筋
頭半棘筋
頬骨筋
上唇挙筋
前頭筋

こめかみの痛み
僧帽筋
胸鎖乳突筋
側頭筋
頸板状筋
後頭下筋群
頭半棘筋

目の痛み
胸鎖乳突筋
側頭筋
頸板状筋
咬筋
後頭下筋群
後頭筋
眼輪筋
僧帽筋

胸部の痛み
大胸筋
小胸筋
斜角筋
胸鎖乳突筋
胸骨筋
肋間筋
脊柱起立筋
鎖骨下筋
腹直筋
横隔膜

耳とあごの痛み
外側翼突筋
内側翼突筋
咬筋
胸鎖乳突筋
僧帽筋

肩前部の痛み
棘下筋
三角筋前部
斜角筋
棘上筋
大胸筋
小胸筋
上腕二頭筋
広背筋
烏口腕筋

歯の痛み
側頭筋
咬筋
顎二腹筋
頬筋

肩外側の痛み
棘下筋
斜角筋
三角筋中部
棘上筋

下腹部の痛み
腹直筋
腹斜筋
脊柱起立筋
多裂筋
腰方形筋

鼠径部の痛み
腹直筋
腹斜筋
大内転筋
大腰筋
恥骨筋

大腿外側の痛み
小殿筋
外側広筋
梨状筋
腰方形筋
大腿筋膜張筋
大殿筋

ひざ前面の痛み
大腿直筋
内側広筋
長内転筋

ひざ内側の痛み
内側広筋
薄筋
大腿直筋
縫工筋
長内転筋

引用文献　Travell & Simons The Trigger Point Manual

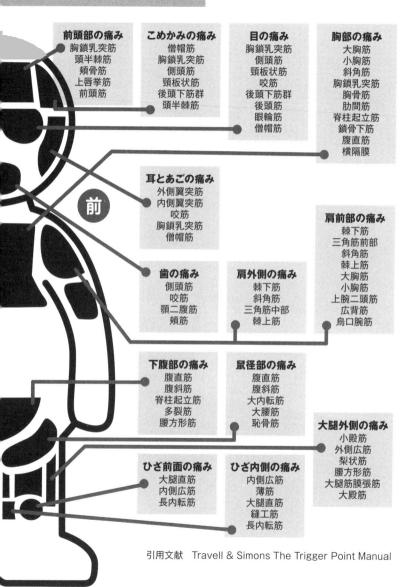

全身のトリガー

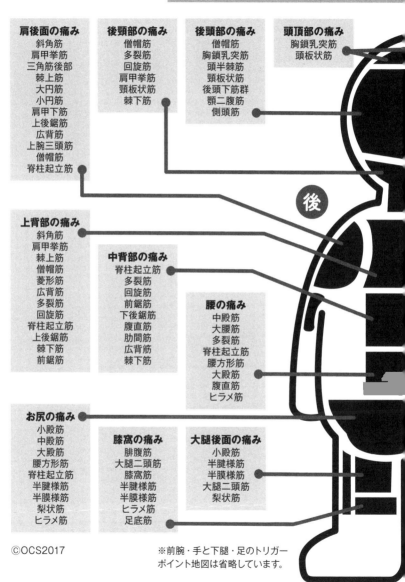

肩後面の痛み
斜角筋
肩甲挙筋
三角筋後部
棘上筋
大円筋
小円筋
肩甲下筋
上後鋸筋
広背筋
上腕三頭筋
僧帽筋
脊柱起立筋

後頸部の痛み
僧帽筋
多裂筋
回旋筋
肩甲挙筋
頸板状筋
棘下筋

後頭部の痛み
僧帽筋
胸鎖乳突筋
頭半棘筋
頸板状筋
後頭下筋群
顎二腹筋
側頭筋

頭頂部の痛み
胸鎖乳突筋
頭板状筋

上背部の痛み
斜角筋
肩甲挙筋
棘上筋
僧帽筋
菱形筋
広背筋
多裂筋
回旋筋
脊柱起立筋
上後鋸筋
棘下筋
前鋸筋

中背部の痛み
脊柱起立筋
多裂筋
回旋筋
前鋸筋
下後鋸筋
腹直筋
肋間筋
広背筋
棘下筋

腰の痛み
中殿筋
大腰筋
多裂筋
脊柱起立筋
腰方形筋
大殿筋
腹直筋
ヒラメ筋

お尻の痛み
小殿筋
中殿筋
大殿筋
腰方形筋
脊柱起立筋
半腱様筋
半膜様筋
梨状筋
ヒラメ筋

膝窩の痛み
腓腹筋
大腿二頭筋
膝窩筋
半腱様筋
半膜様筋
ヒラメ筋
足底筋

大腿後面の痛み
小殿筋
半腱様筋
半膜様筋
大腿二頭筋
梨状筋

※前腕・手と下腿・足のトリガーポイント地図は省略しています。

まえがき

トリガーポイントってなに？

トリガーポイントは、**こりで硬くなった筋肉の中にあり、そこから離れたところに痛みを出す部位**のことを言います。

痛みが出るところから離れているため、トリガーポイントを見つけるには、ある程度の知識やテクニックが必要です。それを習得すれば、一般の人でもトリガーポイントは見つけられますし、自分で痛みを改善させることが可能です。

トリガーポイントに関する知識が網羅されているのは、Janet TravellとDavid Simons共著の『トリガーポイント・マニュアル』という本ですが、これはとても難しい専門用語で書かれていますので、一般向けではありません。

これを一般の人でも理解できるように、まとめ直したのが、私が監訳した『誰でもできるトリガーポイントの探し方・治し方』（Clair DaviesとAmber Daives共著／エクスナレッジ）です。一般の人にも広く読まれるベストセラーとなりました。

ただこの本も、トリガーポイントの初心者にとっては、やや専門的な内容になっています。そこで今回、初めての人でも、その日からトリガーポイントが簡単に見つけられるようにと願って著したのが本書です。

本書は体のある部位、例えば腰なら、腰に痛みを出すトリガーポイントが、どこの筋肉にあるか**ひと目で探せるようになっています**。すべて図解してあるので、自分の痛みを改善させることが目的であれば、いちいち筋肉名を覚える必要もありません。

使い方としては、先にトリガーポイントの理論と基本的なやり方について書かれた1章と2章を読んだら、次に3章以降の、自分が改善したい痛みのページに飛んで、自分が悩んでいる痛みを出す筋肉を探し、トリガーポイントを押してください。きっと痛みが改善されるでしょう。

本書を痛みの改善のために、上手に活用していただけることを願ってやみません。

2020年1月　大谷素明

目次

第1章 トリガーポイントとは何か？

第2章 トリガーポイントの探し方・押し方

第3章 頭部の痛みのトリガーポイント

第4章 肩の痛みのトリガーポイント

第5章 腕と手と肘の痛みのトリガーポイント

第6章

背中と胸の痛みのトリガーポイント

第7章

腰とお尻と鼠径部の痛みのトリガーポイント

第8章

太ももとひざの痛みのトリガーポイント

第9章

すねと足の痛みのトリガーポイント

装丁　大場君人
本文デザイン　平野智大（マイセンス）
取材・文　福士斉
イラスト　丸口洋平
印刷　シナノ書籍印刷

第1章

トリガーポイントとは何か？

トリガーポイントの痛みとは？

マッサージが肩こりや腰痛などの痛みに効果があるのは、みなさんご存じだと思います。本書を手に取られた方の中には、専門の施術者によるマッサージを経験された方も多いのではないでしょうか。

こうした痛みにマッサージが効果的なのは、痛みの原因が「筋肉のこり」にあるからです。

筋肉のこりとは、筋肉が硬くなった状態です。例えば、パソコン作業を長時間続けると、肩の筋肉に負担がかかって硬くなり、肩がこります。

またイスにずっと座って作業するため、腰の筋肉へも負担がかかって硬くなり、腰痛を起こす人もいます。このように、筋肉に過度な負担をかけた結果が、筋肉のこりなのです。

こうした筋肉のこりをほぐすのがマッサージの目的です。物理的な力で、硬くなった筋肉をほぐすことで、痛みが軽くなるのです。

ところが、こっている筋肉を押したり、もんだりしても、症状が改善しない痛みがあります。

この原因として、まず考えられるのが、「トリガーポイントの痛み」です。「トリガー」は「引き金」、「ポイント」は「点」を意味します。つまり、「痛みの引き金となる点」がトリガーポイントです。

トリガーポイントは、筋肉の中にあります。筋肉がこると、その部位が痛みを出すだけでなく、筋肉の中にトリガーポイントを形成して、そこから離れた部位に痛みを出すことがあります。これがトリガーポイントによる痛みです。

トリガーポイントが離れた部位に出す痛みは、「関連痛」といいます。またトリガーポイントを押したとき、痛みが広がるように感じることから「放散痛」とも呼ばれています。

実際、トリガーポイントが疑われる筋肉を押しながら探っていくと、痛みが別の部位に出てくる点が存在します。この点がトリガーポイントであり、痛みが関連痛（放散痛）なのです。

収縮時に痛むのがトリガーポイント

筋肉は収縮と弛緩を繰り返しています。収縮とは筋肉が縮むことで、弛緩は筋肉がゆるむことを言います。そして、トリガーポイントの痛みは、収縮しているときに出てきます。

基本的に、静止しているときは筋肉は弛緩し、動かしたときに収縮します。このため、トリガーポイントの痛みは、筋肉を動かしたときに痛みが出ます。

これを「動作時痛」や「運動時痛」と言いますが、トリガーポイントの特徴の1つです。

実は、トリガーポイントができる筋肉は、静止しているときも縮んでいることが多いのです。例えば、ひざを曲げようとしても、完全に曲がらない人がいますね。これは静止時も筋肉が収縮しているためで、この状態を「短縮」と呼びます。

筋肉を動かすエネルギーは、血液によって筋肉に運ばれます。ところが、短縮した

エネルギー危機が痛みを起こす

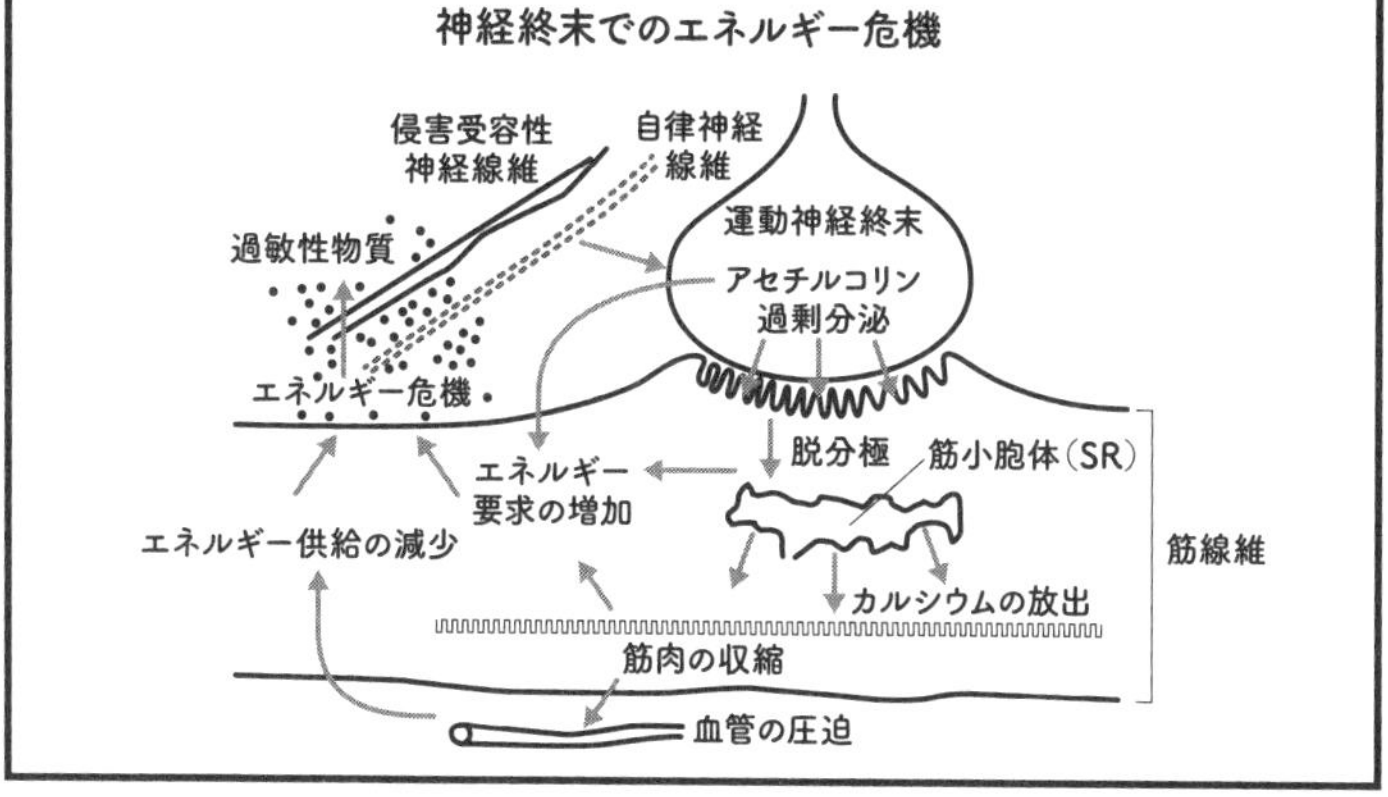

筋肉の血管は拡張しづらいため、血流が悪くなっています。

著しく血流が悪化した状態のことを「虚《きょ》血《けつ》」といいますが、虚血状態の血管にはエネルギーが十分に入ってきません。

これを体は、エネルギー不足による危険な状態（エネルギー危機）だと認識して、痛みを誘発する物質などが放出されるのです。

上の図は、痛みが起こるメカニズムで示したものですが、専門的な説明になるので、ここでは、トリガーポイントによる痛みの原因は、筋肉のこりによって起こった虚血にある、と覚えておくだけでよいでしょう。

なぜトリガーポイントができるのか？

体を動かす筋肉のことを「骨格筋」といいます。トリガーポイントができるのは、特定の骨格筋に負担がかかりすぎることが原因です。

激しい運動の後や、長時間歩いた後に、筋肉痛を経験したことがあると思いますが、筋肉を使いすぎると痛みが出ます。

しかし、このような筋肉痛は局所的な痛みであり、しばらく休めば痛みは消えます。痛みの原因となっている筋肉の疲労が回復するからです。

ところが、筋肉を休めることなく使い続けると、離れた場所に関連痛を出すトリガーポイントが形成されることがあります。

筋肉の使いすぎが自覚できていればよいのですが、中には知らない間に筋肉に過度の負担をかけている人もいます。

例えば、同じ姿勢を長時間とり続けることです。デスクワークなどはその典型で、

トリガーポイントができる原因

骨格筋への過負荷、過剰疲労が原因となる

- 筋肉の使いすぎ、長時間にわたる無理な姿勢の保持などによってトリガーポイントが形成される
- ひどい外傷や急激な動作をしたことがきっかけでトリガーポイントが形成される(保護的筋スパズム)
- 気づかないうちに筋肉に負担をかけていて、微小外傷を起こし、それがきっかけでトリガーポイントが形成される

知らない間に、首や肩、腰などの筋肉に負担をかけています。

そして、このような仕事を長く続けていると、トリガーポイントが形成されていくのです。

また、ひどい外傷や急な動作をしたことがきっかけで、トリガーポイントができることもあります。

これは外傷や急な動作から筋肉を守るため、異常な筋肉の収縮が起こることが原因です。専門的には「保護的筋スパズム」といいます。

また、気づかないうちに筋肉に負担をかけ、小さな傷（微小外傷）を起こし、トリガーポイントができることもあります。

潜在性および活動性トリガーポイント

筋肉を使いすぎたり、同じ姿勢をとり続けると、筋肉に持続的な負荷がかかり、やがて「筋硬結《きんこうけつ》」と呼ばれるしこりのようなものが形成されます。

筋硬結ができると、その筋肉は虚血状態になります。虚血状態の筋肉を動かす（収縮させる）ことで、痛みが出てきます。

痛みが筋硬結のできている筋肉にだけ起こるのであればわかりやすいのですが、ここがトリガーポイントになると、離れた部位に関連痛を起こします。

筋肉を動かしたときにだけ痛みが出るトリガーポイントは、「潜在性トリガーポイント」といいます。

潜在性トリガーポイントは、ほとんどの人が持っていますが、普段は痛みが出ない人もいます。

しかし、潜在性トリガーポイントを持っていると、寒さなどをきっかけにして、痛

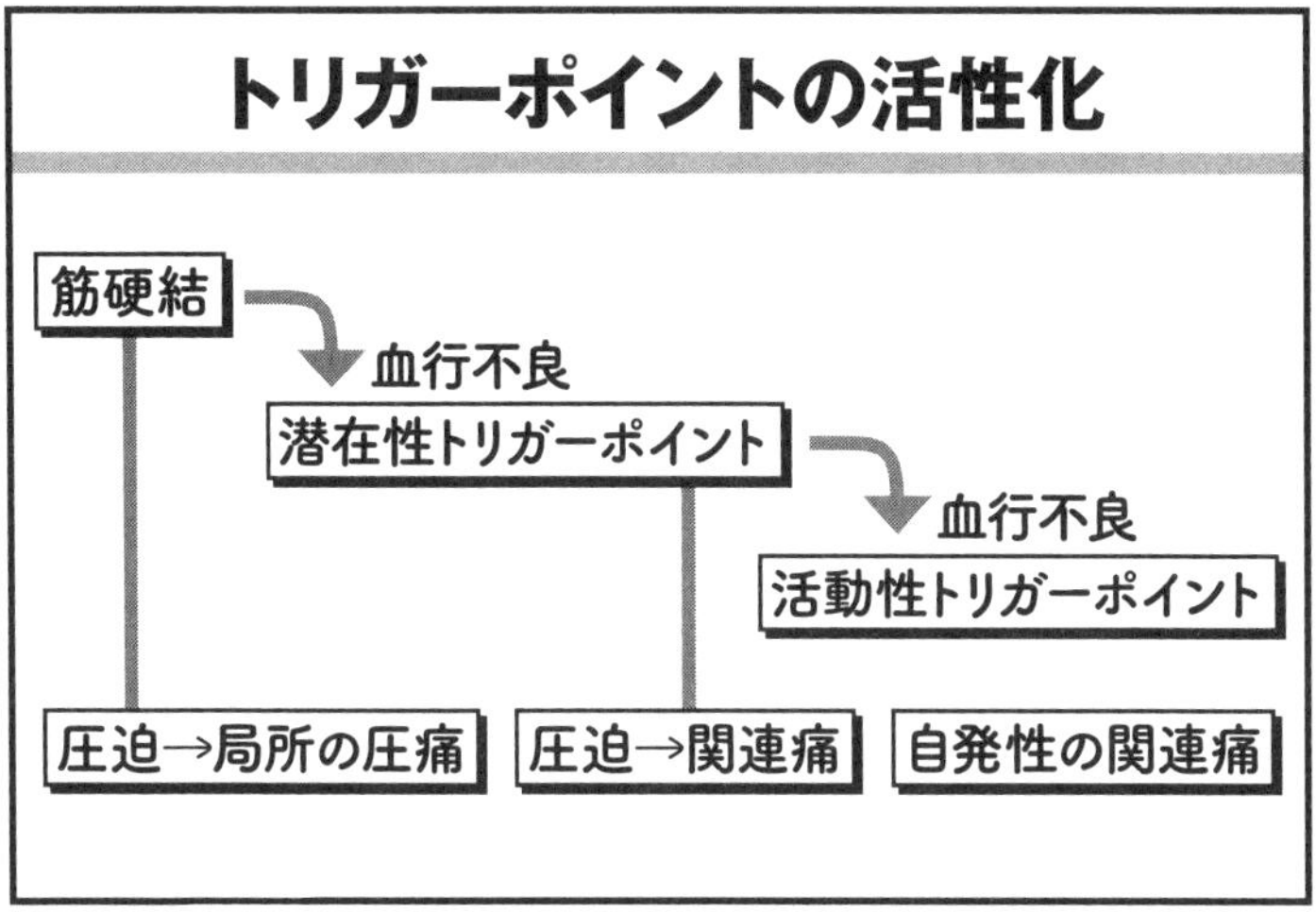

みが出てくることがあります。

これに対し、「動かさなくても痛い」「重い痛み」「持続的な痛み」を起こすトリガーポイントのことを「活動性トリガーポイント」といいます。さらに、動かすと静止しているときより、痛みが増すこともあります。

潜在性トリガーポイントがより悪化して形成されるのが、活動性トリガーポイントです。

潜在性トリガーポイントは、筋肉を押したときだけ関連痛が出ますが、活動性トリガーポイントは、じっとしていても関連痛が出るのが特徴です。これを「自発性の関連痛」といいます。

トリガーポイントはツボではない

最近は、一般の人でもトリガーポイントという言葉を知っている人が増えてきたように思います。本書を手に取られた方の中にも、知っている人が多いのではないでしょうか。

マッサージや鍼灸、整体などの治療院でも、トリガーポイントの考え方を取り入れているところが増えてきました。

鍼灸などの東洋医学には、「ツボ（経穴《けいけつ》）」という考え方があります。詳しい説明は省きますが、全身には痛みや疾患などの症状に対応したツボがあり、そのツボを押したり、ハリを刺すことによって、症状を改善するというものです。

1点を押すことで、痛みがとれることから、トリガーポイントとツボは同じものだと思っている人がいますが、両者は考え方がまったく異なります。

ただ、トリガーポイントの中にはツボと一致するものが多いのも事実です。またト

トリガーポイントと圧痛点は異なる

- 押して痛いだけではトリガーポイントではない
- 押したときに痛みが離れたところに感ずる「関連痛」の存在が必要

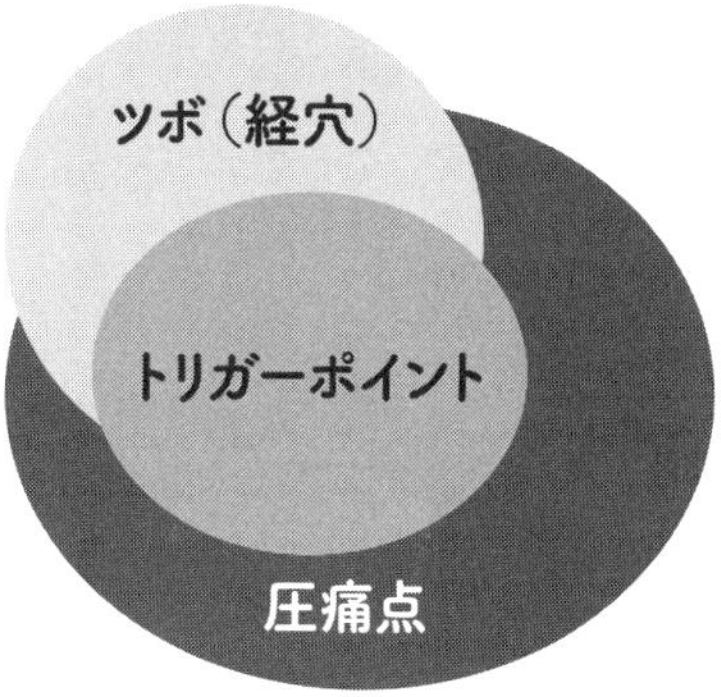

リガーポイントが形成されやすい場所が、ツボである場合も多いのです。

そのため、「トリガーポイント＝ツボ」と勘違いしている人が多いのですが、ツボには関連痛という考え方はありません。

ツボを見つけるときに、押して痛いところ（圧痛点）を探します。しかし、押してそこが痛いだけではトリガーポイントではありません。

押したときに、離れたところに関連痛を感じるかどうかが、トリガーポイントとツボの違いです。

関連痛は、トリガーポイントを探すための1番大事なことですので、よく理解していただきたいと思います。

トリガーポイントの痛みとは？

トリガーポイントの痛みの特徴の1つは、特定の動作をしたときに痛みが出るということです。

例えば、腰を曲げるとか、首を曲げるとか、同じ動作をしたときに、同じ部位に痛みが出るのであればトリガーポイントの可能性が高いといえます。

次に同じ姿勢を続けていると出てくる痛みも、トリガーポイントである可能性があります。

イスに座って同じ姿勢でパソコンなどの作業を続けていると、肩や腰の痛みだけでなく、頭痛が起こることがあります。

こうしたときに起こる頭痛は首や肩の筋肉にできたトリガーポイントである可能性があります。

普段は痛みが出ないのに、体が冷えると痛みが出るのもトリガーポイントの特徴の1つです。

トリガーポイントの関連痛はどんな痛みか？

- ある動作をしたときに痛みが誘発される
- 同じ姿勢を続けていると痛みが出てくる
- 体が冷えると痛む
- 雨の前に痛みを感じる
- 神経痛といわれるものはトリガーポイントであることが多い

潜在性トリガーポイントを形成されていても、ある程度の血流が確保されていれば、すぐに痛みは出ませんが、体が冷えると血流が悪化します。そして虚血状態になると痛みが出てくるのです。

雨が降る前に痛みが出るという人もいますが、これは気圧の変化や湿気などに対する感受性が敏感になることが原因であるといわれています。

また「神経痛」といわれる痛みの多くは、トリガーポイントの痛みです。神経痛といっても、神経そのものが痛むのはまれです。

実際、神経痛を起こしているトリガーポイントを見つけて、そこを押してゆるめれば、痛みは消えてしまいます。

痛みとしびれの違い

痛みの感覚は人によってさまざまですが、中には「しびれ」という表現を使う人もいます。

中には軽い痛みのことをしびれと呼んでいる人もいますが、痛みとしびれはまったく異なるものです。

しびれというのは、神経に血液が届かなくなることで起こります。長時間正座をしていて、立ち上がったときに足がしびれた、という感覚は誰でも経験したことがあると思います。

これは正座による血管の圧迫で神経に血液が行かなくなったことが原因です。血流不足が原因ですから、血流が再開されれば、しびれは消えます。

しびれには「知覚の異常」と「知覚の鈍麻」の2種類あります。正座した後の「ジンジンチリチリ」と感じるしびれは知覚の異常です。

これに対して、知覚の鈍麻は、触ったときに、ゴム手袋の上から触られているような、感覚が鈍った状態のことを言います。

いずれのしびれも、痛みとはまったく異なる感覚ですが、トリガーポイントがしびれを出すことはありません。

ただし、筋肉のこりによって血管が圧迫されて起こるしびれもあります。その際、その筋肉にトリガーポイントができている場合もあるので、痛みとしびれを区別しにくい、ということはあるかもしれません。

例えば、首の筋肉がこっている人が、頭を後ろに傾けると、首の骨（頸椎）を通っている神経を圧迫することがあります。この神経の圧迫により、腕や手などがしびれることがあるのです。

しかし、首の筋肉のトリガーポイントが、腕や手に痛みを出すことはほとんどないので、痛みとしびれを混同することはないでしょう。

いずれにしても、トリガーポイントで起こる症状は痛みだけで、しびれが起こることはありません。

トリガーポイントではない痛み

慢性の痛みは、トリガーポイントによる痛みであることが多いのは事実ですが、すべてではありません。

まず気をつけてほしいのは、炎症による痛みかどうかということです。炎症による痛みは、安静時も痛みがある、患部に熱感がある、患部が赤く腫れる、といった特徴があります。

次に、椎間板ヘルニアや変形性脊椎症、といった病気による痛みも、トリガーポイントとは区別されます。

これらは脊椎や椎間板の変形によって、神経が圧迫されて痛みやしびれが出るのです（34ページのコラム参照）。

神経根症による痛みも同様で、これも病気による痛みです。「神経根」とは神経の根元のことですが、ここが圧迫されると、痛みやしびれだけでなく、感覚の麻痺など

その痛みはトリガーポイントによる痛みか？それとも他の原因によるものなのか？

- 炎症による痛みー安静時の痛み、熱感、腫れなどー
- 椎間板ヘルニアや変形性脊椎症による痛み
- 神経根症による痛み、しびれ
- 外傷、肉離れ（筋挫傷）による痛み

の症状が出ることもあります。

この他、外傷や肉離れ（筋挫傷《きんざしょう》）による痛みもありますが、強くぶつけるなどした結果なので、誰でもわかると思います。

なお、トリガーポイントはこった筋肉に形成されますが、筋肉のこりがあっても、必ずトリガーポイントができるわけではありません。

例えば、肩こりは、肩の筋肉のこりが原因ですが、圧通点があっても、関連痛がなければトリガーポイントではなく、単なる肩の筋肉痛です。

しかし原因は筋肉のこりですから、トリガーポイントと同じように、こった筋肉を押してゆるめれば改善します。

誰でも見つけられるトリガーポイント

典型的なトリガーポイントは、誰でも見つけることができます。手順としては、まず、トリガーポイントによる痛みかどうかの判別です。これについては、これまでのページを参考にしてください。

次に、トリガーポイントができている筋肉を特定します。本書の第3章以降に、痛みの部位別に、関連痛のパターンを図解入りで掲載しているので、これを参考にすれば、だいたいの筋肉は特定できるでしょう。

筋肉が特定できたら、その筋肉のどの部分にトリガーポイントがあるのかを見つけます。

これも第3章以降の図解を見ればだいたい予測できます。図解で示されたトリガーポイントと一致しないこともありますが、その周辺を押していくと、関連痛が出るところが見つかるはずです。そこがトリガーポイントです。

トリガーポイントを探す・セルフケア手順

1 痛みの原因がトリガーポイントであるどうかを判別

2 トリガーポイントがある筋肉の特定

3 筋肉の中にトリガーポイントを探す

4 トリガーポイントを押してセルフケア

5 トリガーポイントを作らない生活習慣を心がける

トリガーポイントが見つかったら、トリガーポイントを押して、セルフケアを行います。

マッサージや鍼灸などの施術者が行う「治療」に対し、一般の人が自分で自分の痛みを治すのがセルフケアです。

セルフケアといっても、やることはトリガーポイントを押して、こった筋肉をゆるめることです。

しかし、いったん痛みが改善しても、筋肉に負担をかける生活習慣を改めないと、痛みは再発します。

悪い姿勢を改めるなど、トリガーポイントを作らない生活習慣を心がけることも大事なことです。

コラム

椎間板ヘルニアかトリガーポイントか？

28ページに出てきた椎間板ヘルニアは、よく知られている病名ですが、背骨（脊椎）の骨と骨の間にある組織が飛び出て神経を圧迫し、痛みを出す病気です。また変形性脊椎症は、脊椎の変形による神経の圧迫で痛みが出る病気です。

これらの病気を診断するには、整形外科で画像診断を行って、ヘルニア（飛び出した椎間板）や変形した骨が神経を圧迫しているかどうかを調べる必要があります。ところが、椎間板にヘルニアが見つかっても、神経を圧迫しているかどうか、画像ではよくわからない場合もあります。

実際、整形外科で椎間板ヘルニアと診断された人でも、本当の痛みの原因はトリガーポイントであった、ということも珍しくありません。

ですから、画像診断で医師からあいまいなことを言われた場合、トリガーポイントを探してみるのも1つの方法です。それによって、痛みが改善すれば、痛みの原因はトリガーポイントだったことになります。

第2章

トリガーポイントの探し方・押し方

トリガーポイントの3つの原則

私たちが患者さんを治療するときは、関連痛を出すトリガーポイントを押したり、もんだりして、こりをほぐすことが中心になります。

そのため、トリガーポイントというと、押したり、もんだり、いわゆるマッサージが基本のように思われがちですが、それはすべてではありません。

実は、トリガーポイントの治療には、3つの原則があります。それは、「**ゆるめる**」「**温める**」「**血行の改善**」の3つです。

筋肉がこって「短縮」（16ページ参照）していると、血行が悪くなります。また血行が悪いと、体温は低下します。

逆に、こって短縮した筋肉をゆるめると、血行が改善しますし、体温も上がってきます。

一方、トリガーポイントのある筋肉を温めると、血行が改善し、筋肉もゆるんできます。

このように、「ゆるめる」「温める」「血行の改善」は、同じ目的を違った形で言い表しているわけです。

一般の人が行う場合、手軽にでき、かつ効果のある「温める」はとても大事です。温める方法として、例えば、入浴などで筋肉を直接温める方法があります。お風呂に入って体を温めると、痛みが軽くなるという経験をされた方もいると思いますが、これは入浴によって、血行が改善し、筋肉がゆるんだ結果です。

次に、トリガーポイントを押すのは、筋肉を直接ゆるめるのが目的です。トリガーポイントができている筋肉は、相当硬くなっている場合があるので、上手に押さないと、なかなかゆるんできません。

体を動かさない生活も、血行を悪くするので、痛みを改善するには、軽い運動も必要です。

例えば、イスに座ってテレビばかり観ている生活では、血行も悪くなりますし、体温も上がりません。痛みをとるためには、このような生活習慣を見直すことも必要なのです。

トリガーポイントの探し方

前章で述べたように、トリガーポイントの探し方の第一歩は、関連痛を出している筋肉を特定することです。これには3つのポイントがあります。

まず、痛みが出る動作から、どの筋肉かを推測します。痛みが出るのは、筋肉が収縮したときです。例えば、肩が痛いならば、肩を前に動かしたときに痛いのか、後ろに動かしたときに痛いのかで、関連痛の出る筋肉が推測できます。

次に、痛みが起こる姿勢から、どの筋肉かを推定します。例えば、腰痛の人で、背筋をまっすぐ伸ばせない人がいます。これは筋肉が短縮して、腰の筋肉を正常な位置に戻せないことが原因です。このように、痛みの出る姿勢から、関連痛が出る筋肉を推測することができます。

3つめは、痛みの部位から、どの筋肉かを推測します。トリガーポイントには、関

トリガーポイントの探し方（筋肉の特定）

1 痛みが誘発される動作から何筋かを推測する
トリガーポイントのある筋肉は短縮すると痛む

2 痛みが起こる姿勢から何筋かを推測する
正常な静止位置に戻ることができない（短縮）
短縮している筋肉、伸長している筋肉
拮抗筋（筋肉運動の際に反対の動きをする筋肉）

3 痛みの部位から何筋かを推測する
関連痛のパターンから推測する（3章以降を参照）

連痛を出すパターンがありますが、これをまとめたものが、本書の冒頭（2〜3ページ）に掲載している「トリガーポイント人体地図」です。

しかし、一般の人はこれらの筋肉の名前をすべて覚えるのは難しいでしょう。

そこで、第3章以降では、痛みの部位に対し、おもな関連痛のパターンを図解で詳しく示しているので、これを活用してください。

読者が実際にトリガーポイントを探すときは、このパターンにしたがって、どの筋肉が怪しいのか当たりをつけ、痛みが出る動作や姿勢を行ってみて、関連痛の出るポイントを探します。

トリガーポイントの押し方

トリガーポイントを押すことを、専門的には「圧迫」といいます。トリガーポイントには、筋硬結というしこりのようなものができていますが、ここをゆるめるために圧迫します。

ただ、体の奥にある筋肉にトリガーポイントがある場合、筋硬結が確認できない場合もあります。そのときは関連痛の出るポイントを押します。

次ページの「トリガーポイントの圧迫」は、施術者にも、患者さんのセルフケアにも使えるようにまとめたものですが、「セルフケアでは道具を使ってもよい」としています。

道具を使うと、強く押すことができるため、痛いところがわかりやすいのです。道具については、この後、詳しく説明します。

押す強さは、痛みが1番強い状態を10とすると、6または7ぐらいの強さで押すよ

トリガーポイントの圧迫

- 圧迫：施術するときは指や手、肘を使って硬結や変化を感じる。セルフケアでは道具を使ってもよい。なぜなら痛いところがわかるから
- どのくらいの強さで押せばよいか：10段階で6または7ぐらいがよい
- 押圧はゆっくりと安定的に行う
- トリガーポイントなら20～30秒の持続圧迫もよい
- 痛みが軽減し、筋肉が伸び、可動域が広がれば効果があったことになる

うにします。

10の強さで押したら、痛みに耐えられませんし、逆に押し方が弱いと、ゆるめる効果が得られません。

押し方は、ゆっくり、同じ強さで行いますが、トリガーポイントの場合は、20～30秒、続けて押すのも効果的です。

トリガーポイントを押した結果、痛みが楽になったら、正しく押していることになります。

さらに短縮していた筋肉が伸びていたり、関節などの可動域が広がっていることが確認できれば、トリガーポイント押しの効果が出ているのことになるので、毎日続けるようにしましょう。

トリガーポイント押しに便利な道具

トリガーポイントを押すには強い力が必要です。指や手を使うときは、右手で押すなら左手を補助に添えて、両手の力で押すようにします。

また、肘が使える筋肉なら、肘で押すのも効果的です。下肢の筋肉なら、ひざが使えるところもあるでしょう。詳しいやり方は、第3章以降で説明します。

また、前述したように、セルフケアは道具を使う方法が効果的です。中でもおすすめしたいのがボールです。トリガーポイントを押すには、テニスボールがよいと言われますが、私はラクロスボールをおすすめします。テニスボールと大きさはほぼ同じですが、ラクロスボールはテニスボールより固いので、1点を圧迫しやすいのです。逆にやわらかいテニスボールでは、点が広がって面になってしまいます。ラクロスボールは、スポーツ用品店、もしくはネットショップなどで購入できます。

麺棒（麺を伸ばす台所用品）を転がして、こった筋肉をほぐす方法もあります。こ

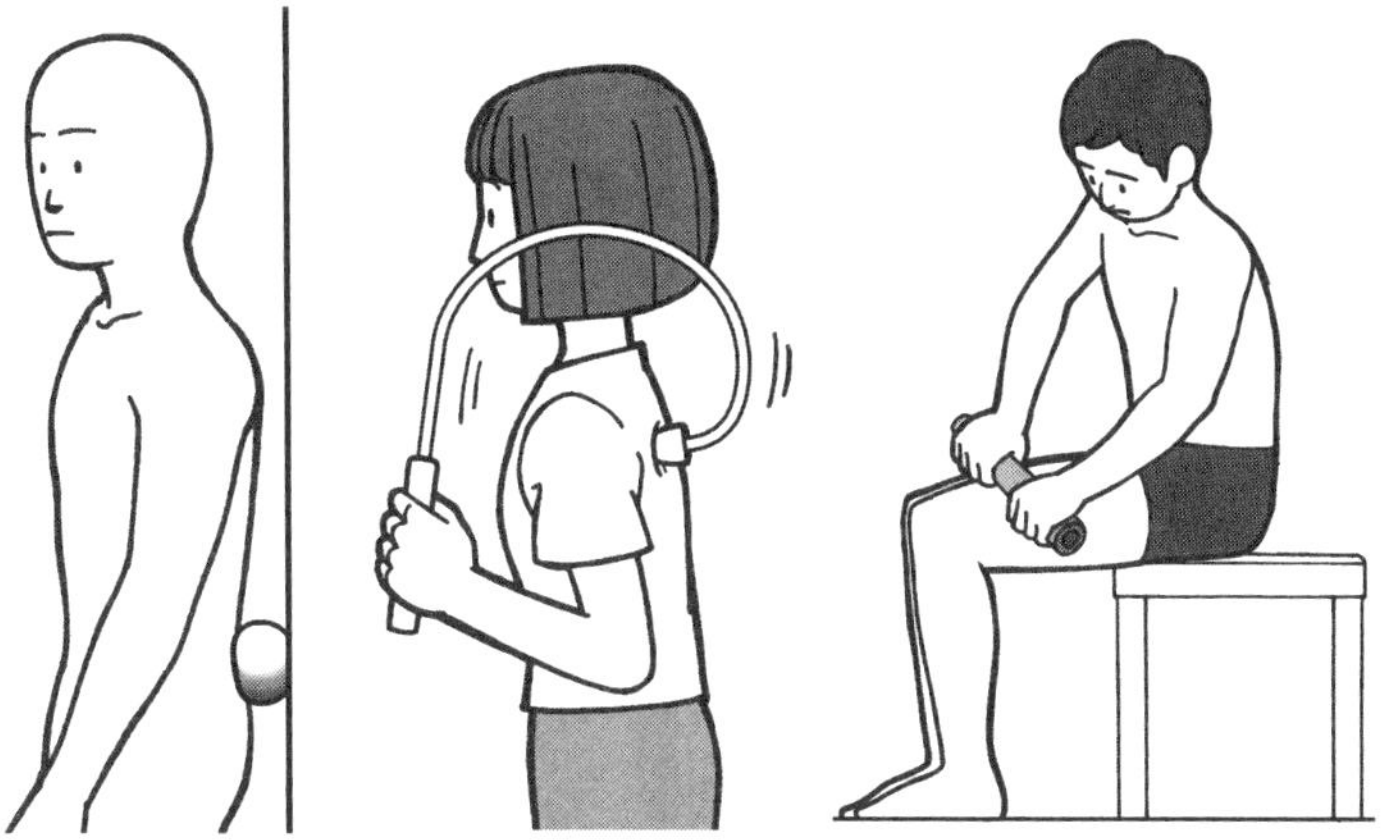

ラクロスボールを壁の間にはさんだり、背中のツボを押す器具を用いる。太ももなどは麺棒やラップの芯などを用いると便利

の場合は、広い面をほぐすことになりますが、いくつか試して痛みが改善しやすいやり方を選びましょう。なお棒では、サランラップの芯も固いので、利用できます。

背中やお尻など、見えない場所は、ボールを壁や床の間にはさんで押すようにします。またセラケインやバックジョイと呼ばれるトリガーポイント専用の器具もあります。

セラケインやバックジョイは、インターネットで購入することもできますが、量販店の健康器具売り場にある背中のツボを押す器具でも代用できます。

ある程度強い力で押すので、これらの器具を購入するときは、できるだけ頑丈なものを選ぶようにしましょう。

押す前に筋肉を温める

トリガーポイント押しは、いきなり始めてはいけません。必ず筋肉を温めてから行います。

本章の最初に述べた「トリガーポイントの3原則」を思い出してください。「ゆるめる」「温める」「血行の改善」の3つでしたね。

最初に温めることによって、トリガーポイントのある筋肉内の血行がよくなります。すると、こった筋肉もある程度、ゆるんできます。

こうすることで、トリガーポイント押しの効果が出やすくなり、また筋肉に与えるダメージも少なくなります。

温める方法として、直接温める入浴や足湯があります。

足湯は足だけをお湯につけますが、下肢に痛みがある人に効果的です。また患部を中心に温めるなら、温湿布も効果的です。

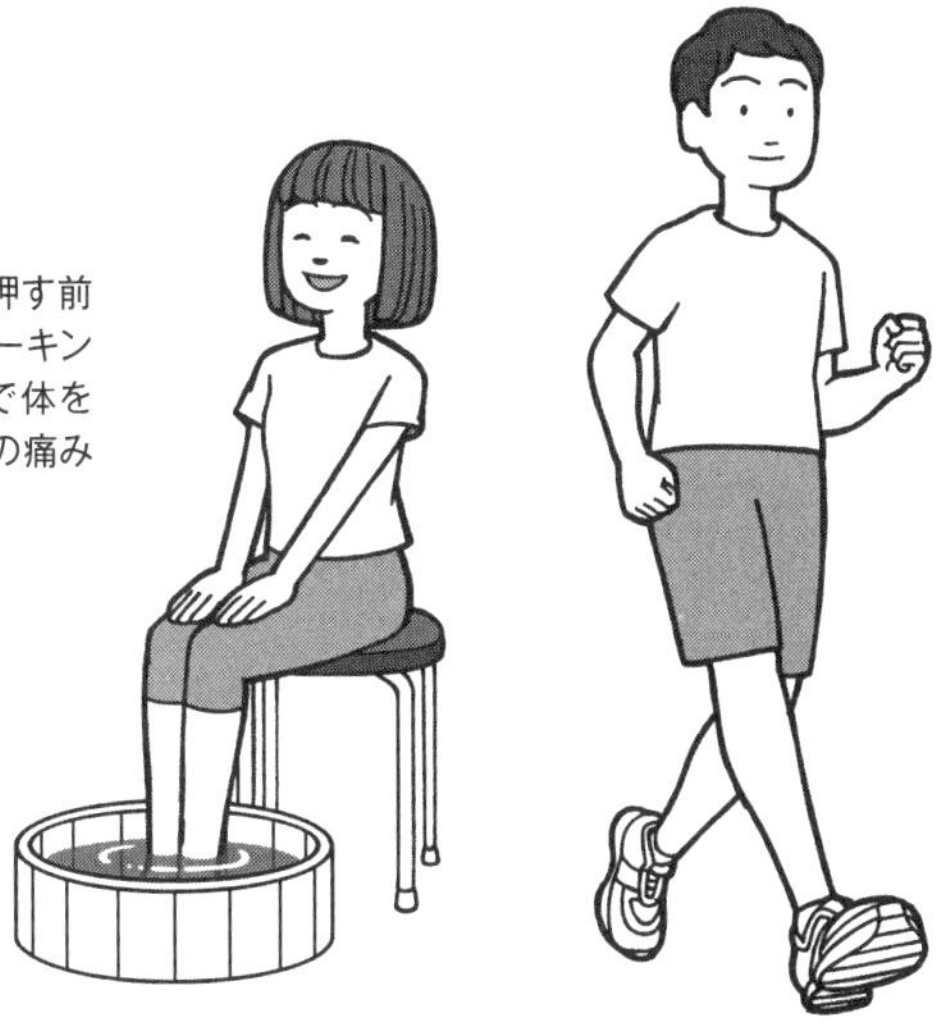

トリガーポイントを押す前に入浴や足湯、ウォーキングなどの軽い運動で体を温める。足湯は下肢の痛みがある人に効果的

慢性的な痛みがある人は、痛みのケアに湿布を利用している人も多いのではないかと思います。

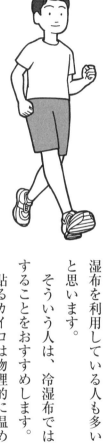

そういう人は、冷湿布ではなく温湿布にすることをおすすめします。

貼るカイロは物理的に温めるので、おすすめです。小さめのカイロでヤケドしないよう肌着の上から貼ってください。

この他、ウォーキングなどの運動も全身を温めます。歩く運動は、筋肉を伸ばし、可動域を広げます。

日常的に運動不足を感じている人は、20〜30分程度のウォーキングをしてから、トリガーポイントを押すようにするとよいでしょう。

トリガーポイントを探してみよう

入浴や運動などで、筋肉をよく温めたら、実際にトリガーポイントを探してみましょう。

一般の人がトリガーポイントを探すには、関連痛を出すパターンから筋肉を特定していくのが早道です。

第3～9章で、体の部位別の痛みに対し、トリガーポイントが形成されるおもな筋肉を図解で示しています。

筋肉名はいちいち覚える必要はありません。図解で示された筋肉を押して、関連痛が出るかどうか確認していきます。

同じ部位に痛みを出す筋肉が複数ある場合もあります。その場合も、どんな動作をしたら痛みが出るのか、あるいは酷使している筋肉がわかっていれば、ある程度推測できます。

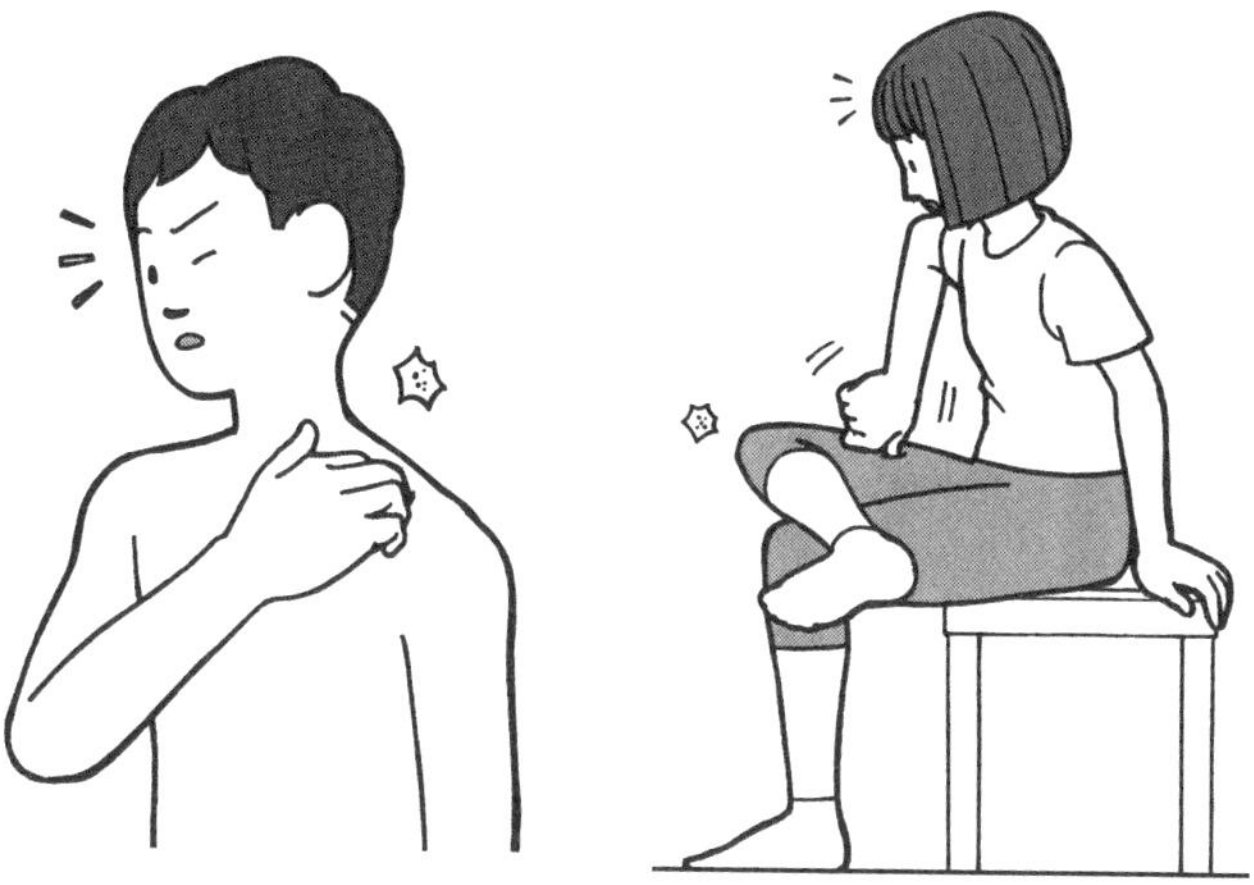

筋肉を押していつも痛くて悩んでいるところに痛みが出たら、そこがトリガーポイント。指などを少しずつ動かしながら探す

それでもわからなければ、1つひとつの筋肉を試して確認しましょう。大半のトリガーポイントはそれでだいたい見つかるはずです。

第3章以降の図解には、典型的なトリガーポイントが示されているので、そのあたりを指やボールや器具などを使って押していきます。

筋肉を押して、そこが痛いのは、圧痛点（23ページ）です。圧痛点の中で、押すと痛みが放散、すなわち離れたところに広がっていくように感じる点を探します。

そして**放散する痛みが、自分が悩んでいる痛みと、同じ痛みであれば、そこがトリガーポイントです。**

痛みが改善しない場合はどうする？

トリガーポイントと思われるところを押しても痛みが改善しない場合、どういう理由が考えられるでしょうか。

まず考えられるのが、痛みの原因が炎症によるものだった場合です。炎症といっても、外見からわからない場合もあります。

また炎症による痛みと、トリガーポイントの痛みが混在していることもあります。例えば、ひざに炎症があり、かつ周辺の筋肉に、ひざの痛みを出すトリガーポイントが形成されていることがあります。

この場合、トリガーポイントによる痛みは改善しますが、炎症による痛みは改善しません。

次に、トリガーポイントが2つ以上あるため、痛みが改善しないこともあります。トリガーポイントは、必ずしも1つとは限りません。

ただ2つのうち1つを押せば、痛みは軽くなってくると思うので、それでも痛みが残っている場合は、もう1つのトリガーポイントを探してみるようにするとよいでしょう。

それから、トリガーポイントだと思って押していたところが、トリガーポイントではなかった可能性もあります。

トリガーポイントは「再現性」があるかどうかが重要です。何度か押してみて、同じところに関連痛が出るかどうか確認しましょう。

あるいは、トリガーポイントは合っていても、押し方が十分でない場合もあります。骨格筋は表層にある筋肉だけではありません。「インナーマッスル」という言葉がありますが、体の深いところにある筋肉のトリガーポイントは、皮膚の上から圧迫する力では弱いこともあります。

道具などを用いて、より強く押せば改善する可能性もありますが、それにも限界があります。

その場合は、トリガーポイントをよく理解している施術者に相談するのも1つの方法です（52ページ参照）。

トリガーポイントを悪化させないためには？

痛みのセルフケアでは、トリガーポイントを押すだけでなく、トリガーポイントを悪化させる状態をつくらないことも大事です。

次ページに、トリガーポイントを悪化させる状態と、改善させる状態をまとめたので参考にしてください。

悪化させる状態の1～4は、筋肉に物理的な負担をかける状態について示しています。

具体的にいうと、トリガーポイントがある筋肉を短縮させたり、収縮させる動作や姿勢を長く続けたり、筋肉そのものを使いすぎたり、誰かに筋肉を無理に伸ばしてもらったり、といったことを避けるようにします。

また寒さや湿度、体調不良や精神的ストレスでも、トリガーポイントの痛みは悪化します。寒さでは冷房も要注意です。

トリガーポイントが悪化・改善する状態

悪化する状態

1. 特定の筋肉を短縮した位置での過剰に使用すること
2. 長時間、一定の姿勢を続けること
3. 持続的あるいは繰り返し筋肉を収縮させる
4. 特定の筋肉の外部からの伸張
5. 寒い、あるいは湿度の高い不快な天候
6. 風邪などの体調不良や精神的ストレス
7. 冷房

改善する状態

1. 短時間の安静（長時間になると血行が悪くなる）
2. トリガーポイントのある筋肉を保温する
3. 短時間の軽い身体活動（筋肉疲労をさせない程度で血行をよくする）
4. 筋肉をゆっくり動かす安定したストレッチ
5. マッサージなどを受けているとき（受動的ストレッチや血行の改善）

風邪などの体調不良や悩みなどのストレスは、心身を緊張させる交感神経を刺激します。その結果、血管や筋肉も収縮するので、トリガーポイントのある筋肉の虚血をとることが難しくなるのです。

これに対して、痛みを和らげるには、トリガーポイントを改善させる状態をつくってあげることです。

筋肉に物理的な負担をかけている場合は、筋肉を少し休ませたり、トリガーポイントのある筋肉を保温するのも効果があります。

また、体を軽く動かす程度の運動や、硬くなった筋肉をゆっくりとストレッチするのも、効果があります。

痛みの再発を防ぐための生活習慣

トリガーポイントを押して、痛みが改善されても、その筋肉に負担をかけるような生活習慣を続けていれば、いずれ痛みは再発します。これでは「痛みが出る」「トリガーポイントを押す」の繰り返しになってしまいます。

特に現代人は、座りっぱなしの生活やパソコンなど操作するデスクワークが多く、知らないうちに首や肩、背中、腰などの筋肉に負担をかけています。筋肉にとっては、無理な姿勢を長時間続けていることになるので、まずこれを改めることが重要なのです。

とはいえ、現代人にとってパソコンはなくてはならない道具です。完全にやめてしまうわけにはいかないでしょう。

でも、筋肉を休ませることはできます。パソコン作業は集中すると、つい何時間も続けてしまいがちですが、少なくとも1時間に5分程度の休憩はとるようにしましょ

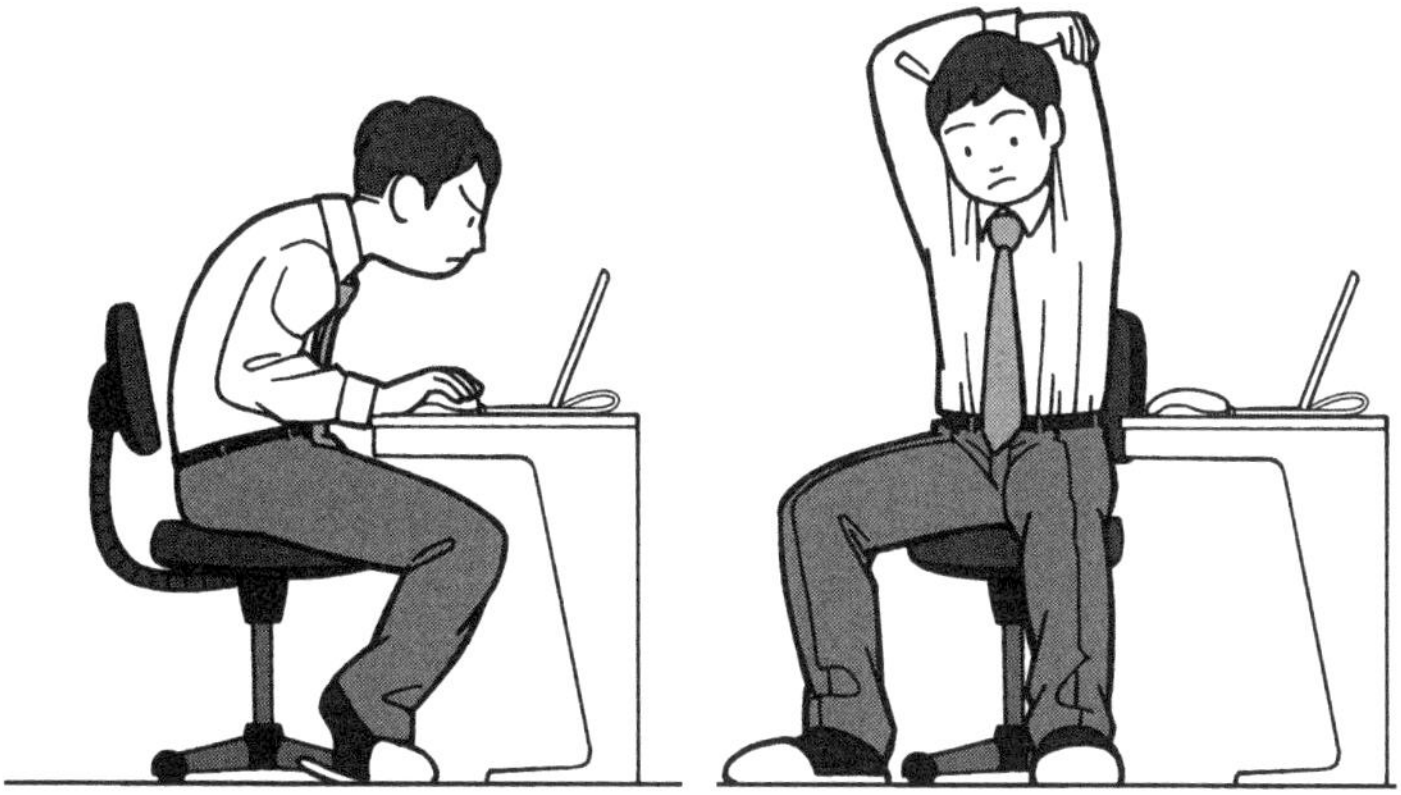

悪い姿勢でデスクワークを続けると首や腰などの筋肉がこり、トリガーポイントができる。1時間に5分休んでストレッチ

う。その際、立ち上がって短縮した筋肉を伸ばすストレッチを行うことが大切です。

実はトリガーポイントをゆるめる方法として、ストレッチはとても効果があるのです。

休憩するときは、縮んだ筋肉をゆっくり伸ばすストレッチを行いましょう。

NHKの『ラジオ体操』は、飛んだり跳ねたりする動作を除けば、ストレッチ運動なので、参考にするとよいでしょう。

また、痛みの再発には運動不足も大敵です。ウォーキングなどで、全身の血流をよくすることを心がけてください。このように生活習慣を改善すれば、痛みの再発は防ぐことができるでしょう。

コラム

トリガーポイントの施術を受けるには？

マッサージや鍼灸、整体などの施術者であれば、誰でもトリガーポイントを知っているわけではありません。

中にはインターネットのホームページなどで、「トリガーポイント」を掲げている人もいますが、どのくらい勉強しているかはわかりません。

特に、鍼灸師の場合、22ページで述べたように、ツボ（経穴）とトリガーポイントを混同している人も少なくないのです。ツボとトリガーポイントがたまたま一致していれば治る可能性もありますが、そうでない場合は治すことができません。

ですから、この本でトリガーポイントについて詳しく知ることは、施術者を選ぶときの役に立つでしょう。

例えば、施術者に「痛みの原因がトリガーポイントらしいのだが…」と訴えて、納得のいく答えが得られないようなら、別の施術者に替えることを検討してもよいでしょう。本書を上手に活用してください。

第3章

頭部の痛みのトリガーポイント

パソコンのやりすぎで頭痛が起ることも

代表的な頭部の痛みに「頭痛」があります。慢性的な頭痛に悩まされている人で、市販の頭痛薬を飲んでも、あまり改善しないという人は、トリガーポイントによる関連痛かもしれません。

特に現代人は、デスクワークにパソコンの操作が欠かせません。こうしたパソコン操作を中心としたデスクワークは、頭部に関連痛を出すトリガーポイントを形成する大きな要因の1つとなっています。

座りっぱなしで、デスクワークを続けていると、首や肩の筋肉が短縮して、硬くなってきます。この硬くなって虚血状態になった筋肉に、頭部に痛みを出すトリガーポイントができるのです。

ただし頭痛の原因はトリガーポイントだけではありません。頭痛を起こす病気もたくさんあり、中には治療を急ぐものもあります。特に急性の激しい頭痛の場合は、必ず医師の診察を受けるようにしてください。

トリガーポイントの可能性があるのは、急性の激しい痛みではなく、慢性的に起こる鈍い痛みがほとんどです。

このような痛みで、医師の診察を受けて、「原因がよくわからない」と言われた場合なども、トリガーポイントの痛みである可能性があります。

また頭部の痛みの中には、目の痛みや耳の痛みも含まれます。この場合も激痛であれば、別の原因が考えられますので、まずは目や耳の病気がないことを確認したうえで、トリガーポイントによる関連痛かどうかを確認してください。

これらの痛みのトリガーポイントを形成する筋肉は1つとは限りません。そのため、痛みを改善するには、どの筋肉にトリガーポイントができているのかを特定しなければなりません。特に側頭部に痛みを出す筋肉が多いのですが、それぞれの図解ページを見ていけば、きっと見つかるでしょう。

トリガーポイントが見つかったら、トリガーポイントを中心に硬くなった筋肉を押して（圧迫して）ゆるめます。押し方の例についても、イラストで示していますので、参考にしてください。

側頭部の痛み①　首から肩の筋肉（上部僧帽筋《じょうぶそうぼうきん》）

トリガーポイントによる頭部の痛みは、側頭部に多くみられます。側頭部の痛みを出す筋肉はいくつかありますが、その1つが「首から肩の筋肉」（上部僧帽筋）です。背中の1番表面にあり、首から肩甲骨、背中にかけて大きく広がっている筋肉（僧帽筋）の1番上の部分になります。

いわゆる肩こりの原因となる筋肉で、仕事がデスクワーク中心の人のほとんどは、上部僧帽筋がこって硬くなっています。そして、このこった筋肉に側頭部に痛みを起こすトリガーポイントができている可能性があります。

肩こりがある人で、側頭部の痛みも気になる人は、首から肩の肩上部の硬くなった筋肉を押して、側頭部に関連痛が出ないかどうか探ってみましょう。押したときに、側頭部に痛みが出れば、そこがトリガーポイントです。

肩上部のトリガーポイントなので、手で押せない場合は、セラケインやバックジョイなどの道具を使って押すとよいでしょう。

側頭部の痛みのトリガーポイント①

この筋肉にトリガーポイントがある

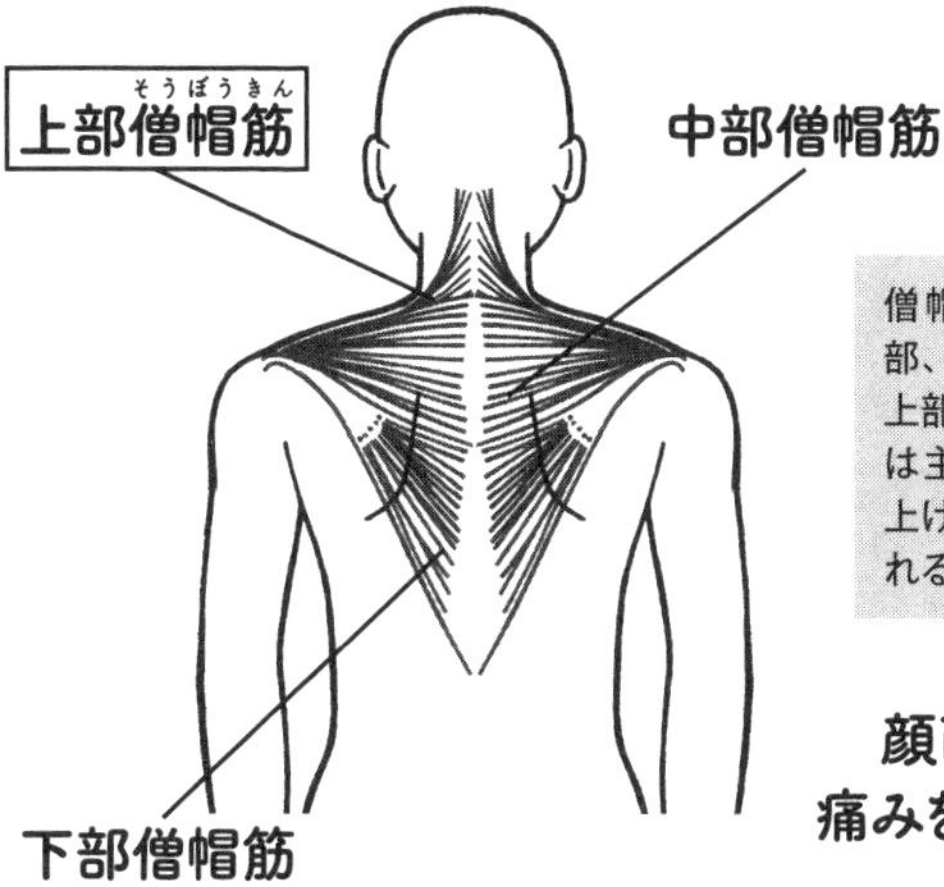

僧帽筋は大きな筋肉で、上部、中部、下部に分けられる。上部僧帽筋（首から肩の筋肉）は主に鎖骨や肩甲骨を引き上げる動作をするときに使われる筋肉

顔面や後頭部に痛みを出すこともある!

トリガーポイントの押し方

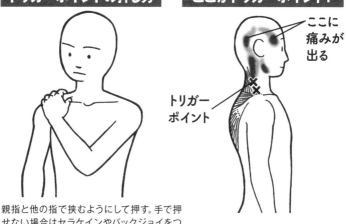

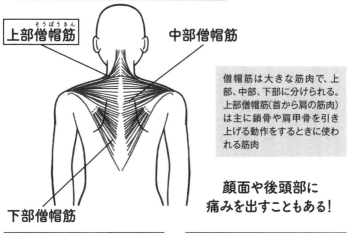

親指と他の指で挟むようにして押す。手で押せない場合はセラケインやバックジョイをつかってもよい

ここがトリガーポイント!

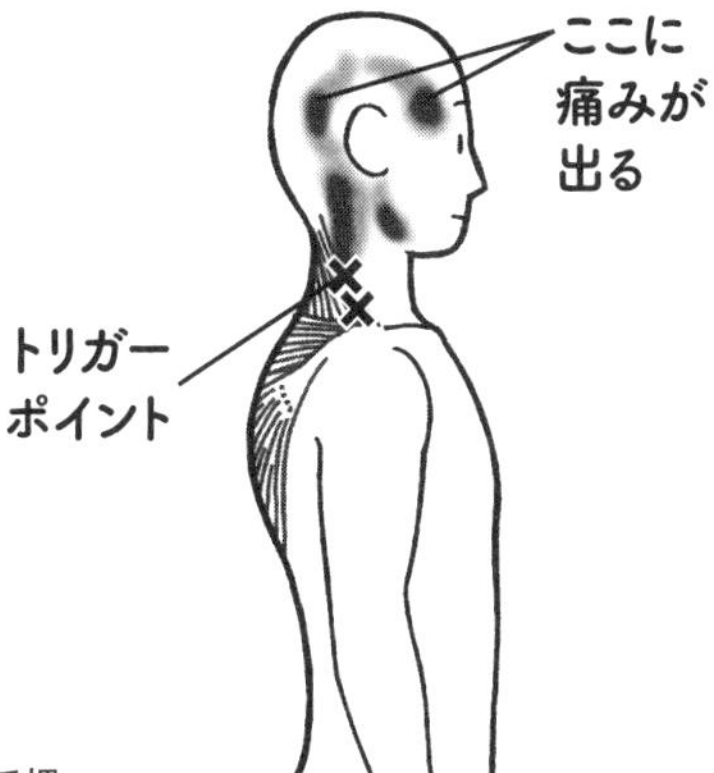

側頭部の痛み② 首の後ろの筋肉（頸板状筋《けいばんじょうきん》）

パソコン作業をしている人で、モニター画面を正面からではなく、斜めから見ながら作業している人がいます。

この姿勢で作業すると、首を左右に回したり、反らす働きをする「首の後ろの筋肉」（頸板状筋）が緊張します。そして、この姿勢を長時間に続けると、片方の頸板状筋をずっと緊張させ続けることになるので、片方の筋肉が硬くなってきます。

硬くなった頸板状筋は、首こりや首の痛みとして感じられるだけでなく、側頭部に関連痛を出すトリガーポイントができることがあります。首の後ろを押して、片方の側頭部に痛みが出るなら、そこがトリガーポイントです。

トリガーポイントを押して痛みが改善しても、原因となる姿勢を正さないと、再び痛みが出てきます。

予防するには、パソコンのモニターを正面に置いて、左右の首の筋肉をバランスよく使うように心がけるとよいでしょう。

側頭部の痛みのトリガーポイント②

この筋肉にトリガーポイントがある

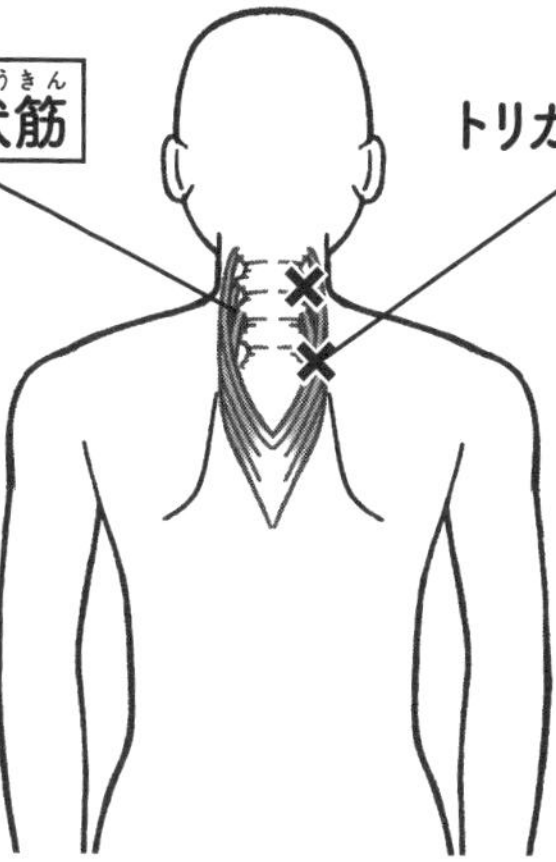

頸板状筋（首の後ろの筋肉）は、首の後ろの深いところにある筋肉で、首を反らしたり、横に曲げるときに使われる

首に痛みを感じることも！
（トリガーポイントを形成する筋肉そのものが痛い）

トリガーポイントの押し方

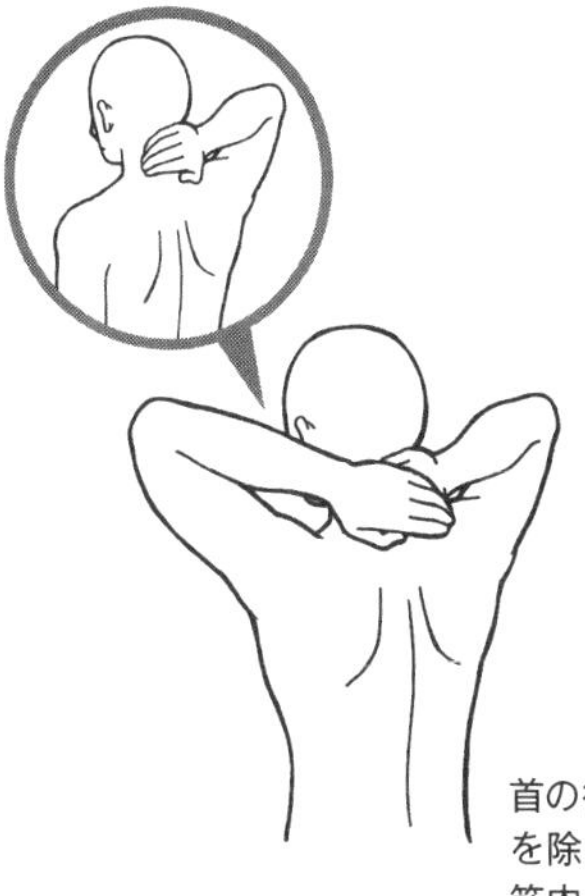

ここがトリガーポイント！

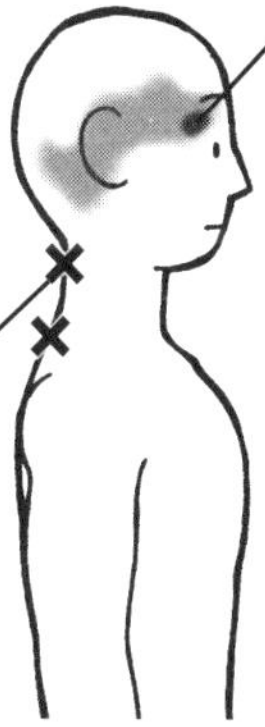

首の後ろに手を起き、もう一方の手で支えながら、親指を除く4本の指で首の付け根から首の骨に沿って指で筋肉を押す。反対側を行うときは手を交代させる

側頭部の痛み③　後頭部の筋肉（後頭下筋《こうとうかきん》）

パソコン作業をしているとき、顔はほとんど動いていないように見えますが、実際は頭をある位置に固定して、目の動きに合わせて、微妙に動いている筋肉があります。「後頭部の筋肉」（後頭下筋）です。

軽くうなづく程度の動きなのですが、パソコン作業を長時間続けていると、この後頭部の筋肉に負担がかかり、筋肉が短縮して硬くなってきます。そしてトリガーポイントが形成され、側頭部に関連痛を出すのです。

また後頭下筋にできるトリガーポイントは、目の疲れ（眼精疲労）や痛みのような症状を出すこともあり、目を休めてもなかなか改善しないことがあります。そんなときは、後頭下筋にトリガーポイントがないか探してみましょう。

後頭下筋のトリガーポイントは、指（親指を除く4本の指）を使って押すことができます。片手だけでは力が弱いので、もう一方の手を添えて補助し、関連痛の出るところを強く押すようにします。ボールを使えばさらに強く押すことができます。

側頭部の痛みのトリガーポイント③

この筋肉にトリガーポイントがある

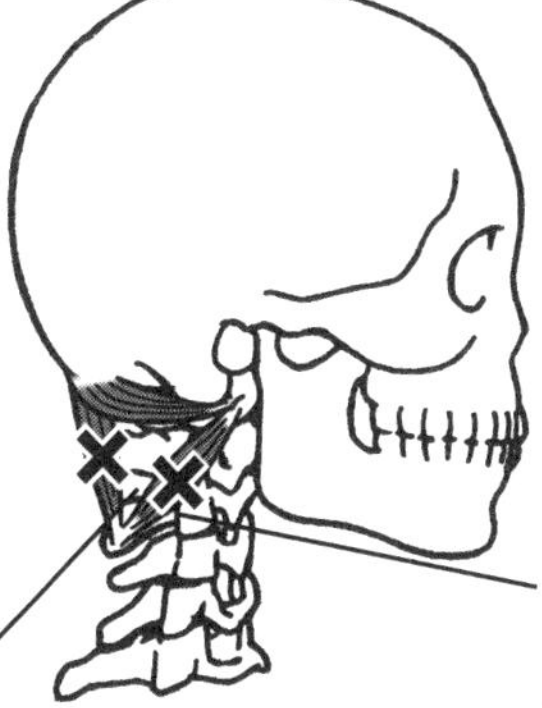

後頭下筋（後頭部の筋肉）は、後頭部の最深部の筋肉で、頭の微妙な動きをコントロールしています。目線を水平に保つための筋肉でもある

目の疲れや痛みを感じる人もいる

トリガーポイントの押し方

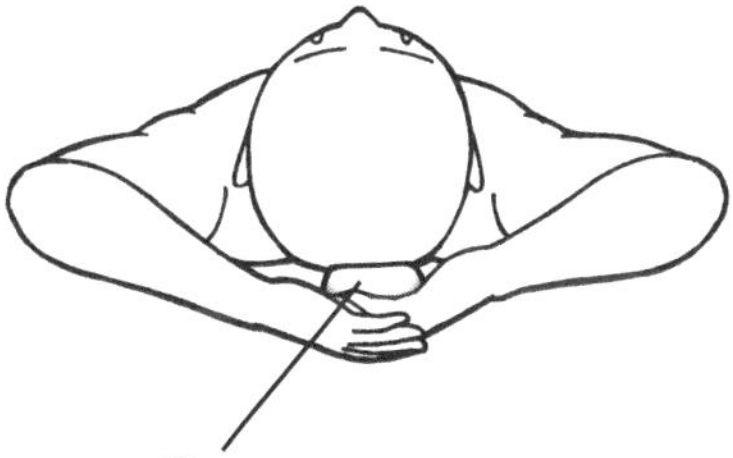

自分で行うときは、ボールを首にあて、ボールに両手を添えて、後頭部の中心線に向かって手を動かして押す。反対側を行うときは手を交代する。手を壁にあてればより強く押すことができる

ここがトリガーポイント！

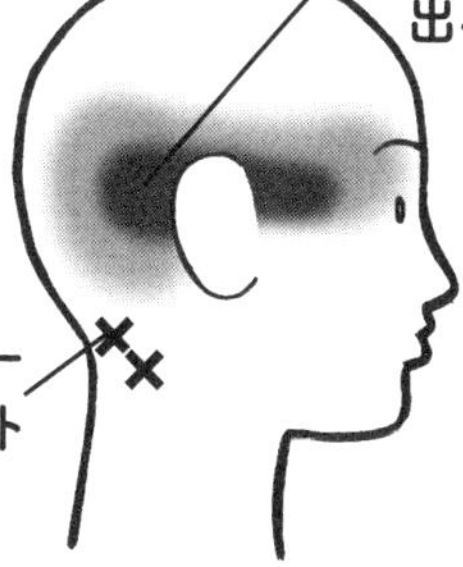

前頭部の痛み　首の横の筋肉（胸鎖乳突筋）

頭をあまり動かさないでいると、首の後ろの筋肉だけではなく、「首の横の筋肉」（胸《きょう》鎖《さ》乳《にゅう》突《とう》筋《きん》）にも負担がかかります。

胸鎖乳突筋は、首を曲げるとき使われる筋肉で、表層にある太い首の筋肉です。この筋肉にトリガーポイントが形成されると、顔（前頭部）に関連痛を出すことがあるのです。

また胸鎖乳突筋にできるトリガーポイントは、耳や目のまわりに関連痛を出すこともあり、耳の中に痛みがあるように感じる人もいます。

耳の痛みは、中耳炎など炎症による病気である場合もあるので、まず耳の病気がないかどうかを確かめる必要がありますが、耳の病気でないことがわかったら、胸鎖乳突筋のトリガーポイントである可能性があります。

表層にある胸鎖乳突筋は、指でつかむことができるので、つかんでもむように押すのが効果的です。

前頭部の痛みのトリガーポイント

この筋肉にトリガーポイントがある

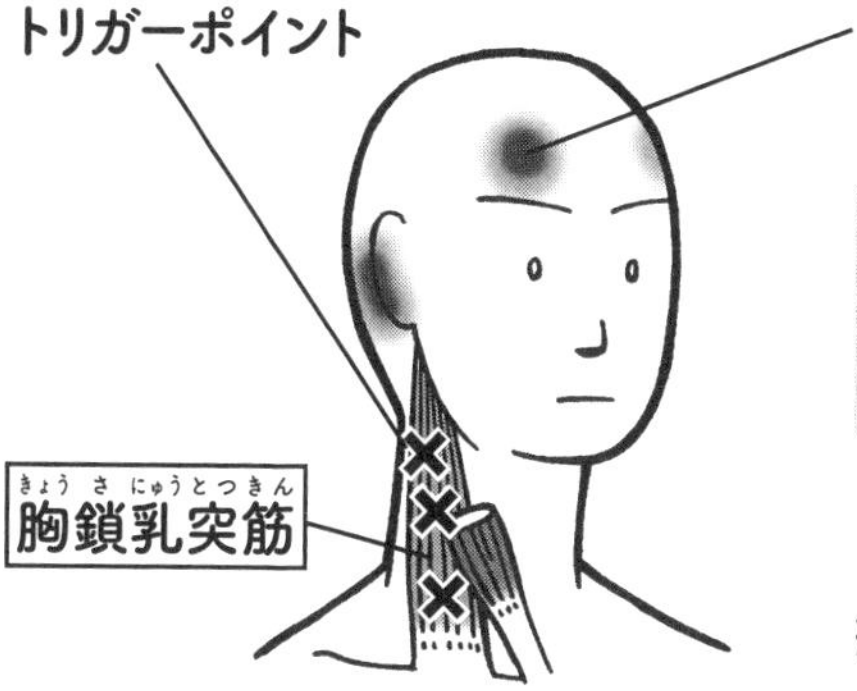

胸鎖乳突筋（首の横の筋肉）は首を曲げたり、回転させる筋肉。胸骨へと至る筋肉と鎖骨へと至る筋肉に分かれる

耳や目のまわりが痛いと感じる人もいる！

トリガーポイントの押し方

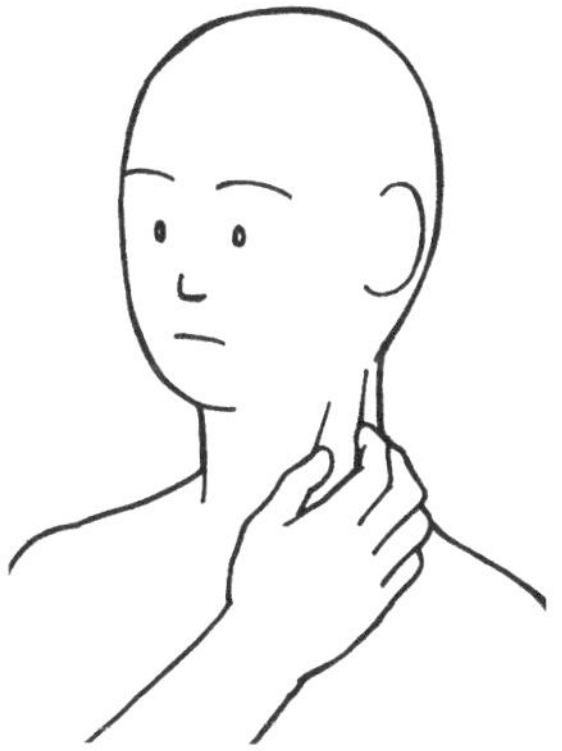

胸鎖乳突筋は手でつまむことができるので、親指とその他の指でつかみ、もむように押して筋肉をゆるめる

耳や目のまわりのトリガーポイントはここ！

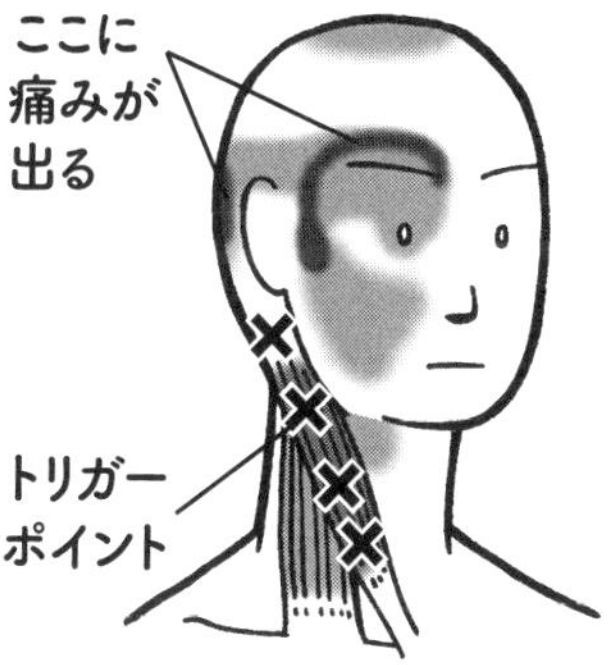

後頭部の痛み　頭から首・背中にかけての筋肉（頭半棘筋《とうはんきょくきん》）

デスクワークの中には、書類のチェックをするなど、ずっと下を見ている作業があります。

このとき使われるのが「頭から首・背中にかけての筋肉」（頭半棘筋）です。首の付け根に手を当てて、下を向くと緊張する筋肉です。

もともとは頭を起こすための筋肉ですが、下をずっと向いていると、短縮した状態が続き、血流が悪くなって、硬くなっていきます。

頭半棘筋のトリガーポイントで、1番多いのが後頭部の関連痛です。また、側頭部や背中に痛みを出すこともあります。

後頭部の痛みのトリガーポイントは、側頭部の痛みのトリガーポイントとして紹介した上部僧帽筋や、前頭部の痛みのトリガーポイントとして紹介した胸鎖乳突筋にも形成されることがあります。頭半棘筋でなければ、それぞれの筋肉のページに戻って、関連痛が出るかどうか確認してください。

後頭部の痛みのトリガーポイント

この筋肉にトリガーポイントがある

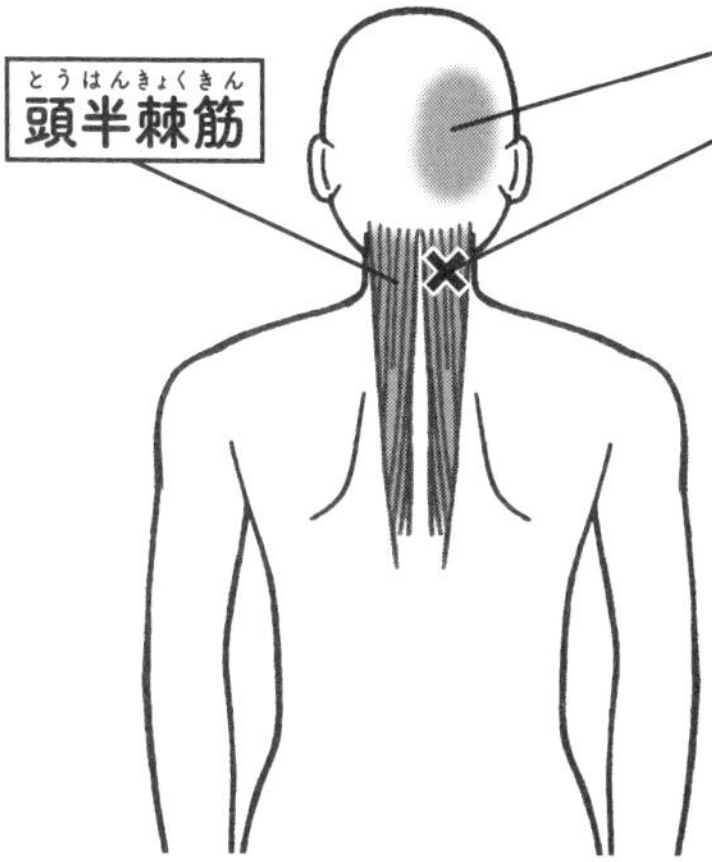

頭半棘筋(頭から首・背中にかけての筋肉)は、上背部および下部の首の骨(頸椎)と頭蓋骨底部をつないでいる筋肉。

側頭部や背中に痛みを出すことも!

後頭部の痛みのトリガーポイントは
僧帽筋→ 56ページ
胸鎖乳突筋→ 62ページ
にある場合も

トリガーポイントの押し方

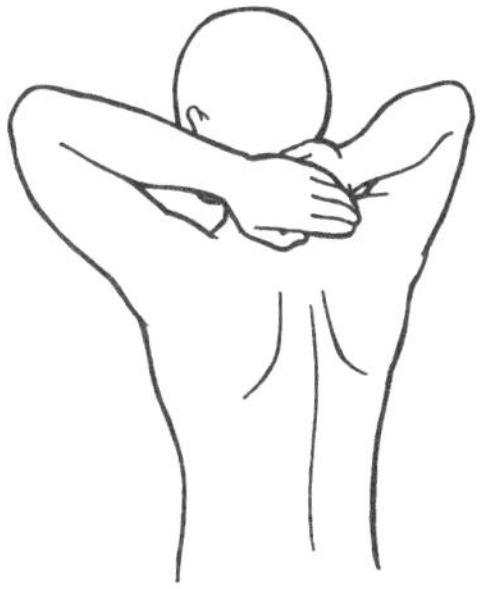

押し方は頸板状筋(59ページ)と同じ。首の後ろに手を起き、もう一方の手で支えながら、親指を除く4本の指で首の付け根から首の骨に沿って筋肉を押す。反対側を行うときは手を交代させる

ここがトリガーポイント!

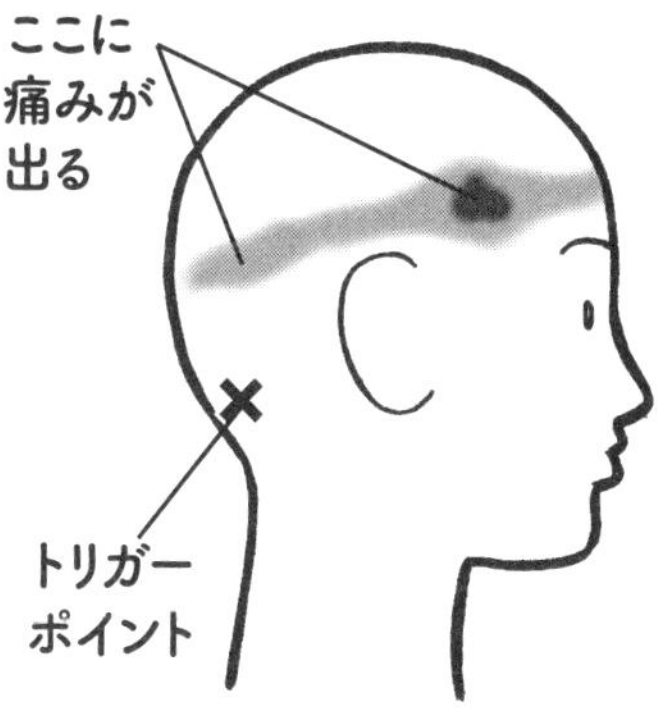

後頭部の痛みだけでなく、側頭部に痛みを出すこともある

頭頂部の痛み　首の後ろの表層の筋肉（頭板状筋《とうばんじょうきん》）

頭頂部の痛みは「首の後ろの表層の筋肉」（頭板状筋）のトリガーポイントをまず疑いましょう。

頭板状筋は、頸板状筋（58ページ）よりも上部にある筋肉です。首を左右に回したり、反らすという筋肉の働きも頸板状筋とほぼ同じなので、この2つの筋肉を区別することは一般の人には難しいでしょう。

そこで、ここではトリガーポイントの関連痛が頭頂部に出たら頭板状筋、側頭部に出たら頸板状筋と考えてください。

原因もほぼ同じで、パソコンを斜めに見るといった作業を続けている人によく起ります。

このような姿勢で仕事をしている人は、トリガーポイントを押すだけでなく、姿勢そのものを変える工夫をしましょう。姿勢を改めないと、一時的によくなっても、痛みが再発します。

頭頂部の痛みのトリガーポイント

この筋肉にトリガーポイントがある

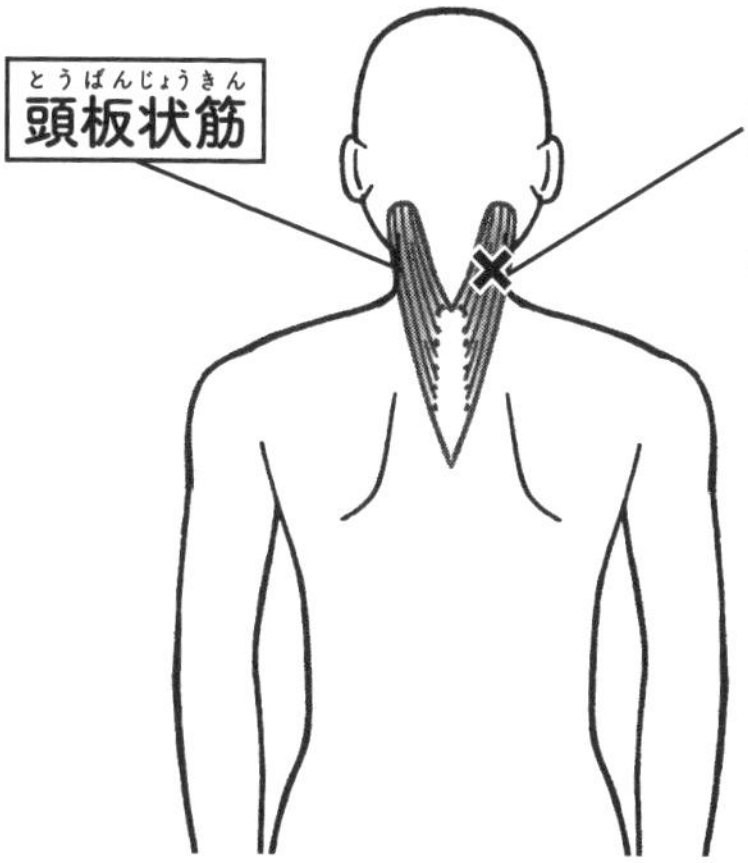

頭板状筋（首の後ろの表層の筋肉）は、後頭下部についている筋肉の中で最も皮膚に近い部分にある比較的大きな筋肉

トリガーポイントの押し方

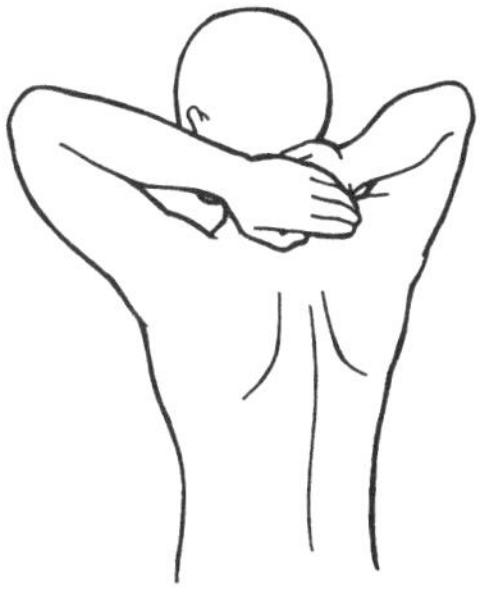

押し方は頸板状筋（58ページ）や頭半棘筋（64ページ）と同じ。首の後ろに手を起き、もう一方の手で補助しながら、親指を除く4本の指で首の付け根から首の骨に沿って指で筋肉を押す。反対側を行うときは手を交代させる

ここがトリガーポイント！

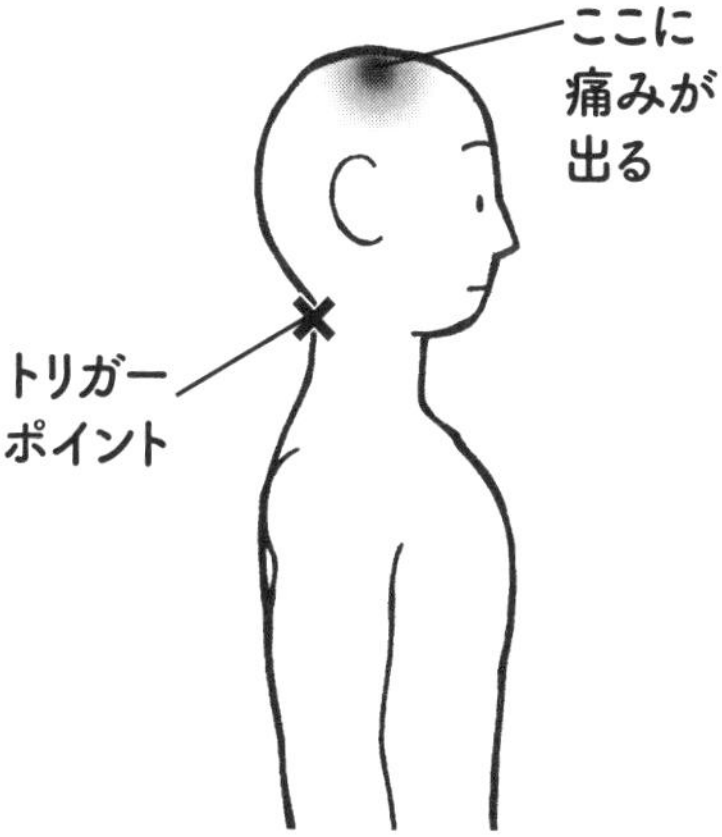

目やあごの痛み① こめかみの筋肉（側頭筋《そくとうきん》）

ごはんなどを噛んだときに、目や歯に痛みが出るなら、「こめかみの筋肉」（側頭筋）のトリガーポイントが疑われます。

食べ物を噛むときに働く筋肉のことを咀嚼筋《そしゃくきん》といいますが、その1つが側頭筋です。こめかみに指先を当てて、噛むと動く筋肉です。

側頭筋にトリガーポイントができるのは、歯の治療中などで、片側だけでかんでいるような人に多くみられます。

治療していないほうの歯でばかり噛んでいると、片側の側頭筋に負担がかかり、短縮して硬くなり、トリガーポイントを形成するのです。

歯の痛みは歯の周辺の痛みであることもありますが、歯そのものが痛いと感じる人もいます。噛んだ瞬間に痛みが出ればトリガーポイントである可能性があります。

また、こめかみ自体が痛くなる人もいます。これは側頭筋の痛みなので、トリガーポイントではありませんが、側頭筋を押すことで改善します。

目やあごの痛みのトリガーポイント①

この筋肉にトリガーポイントがある

（目や歯の痛みとして感じられる関連痛のパターン）

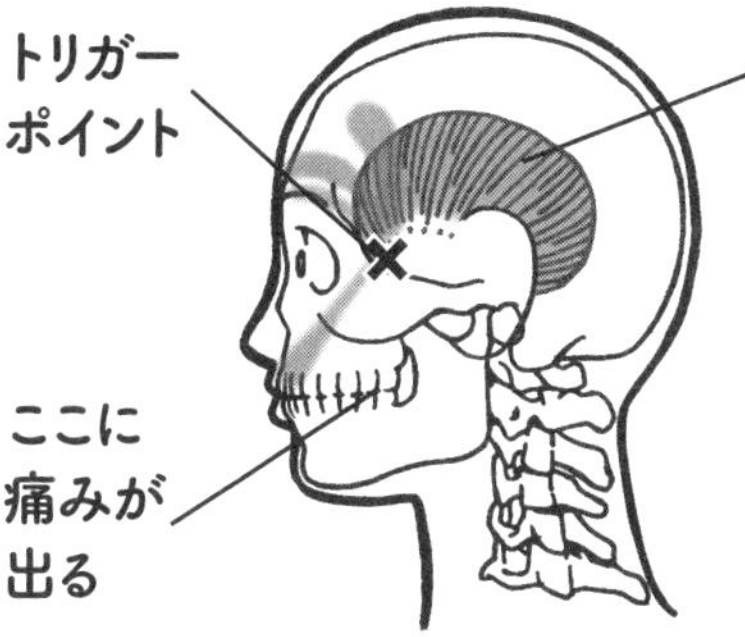

側頭筋（こめかみの筋肉）は咀嚼筋の1つで、食べ物をかむときに使われる。片側の歯でばかり噛むクセがある人は、噛むほうの側頭筋にトリガーポイントができやすい

あごの痛みのトリガーポイントは
上部僧帽筋→ 56ページ
の場合もある

目の痛みのトリガーポイントは
頸板状筋→ 58ページ
後頭下筋→ 60ページ
胸鎖乳突筋→ 62ページ
の場合もある

トリガーポイントの押し方

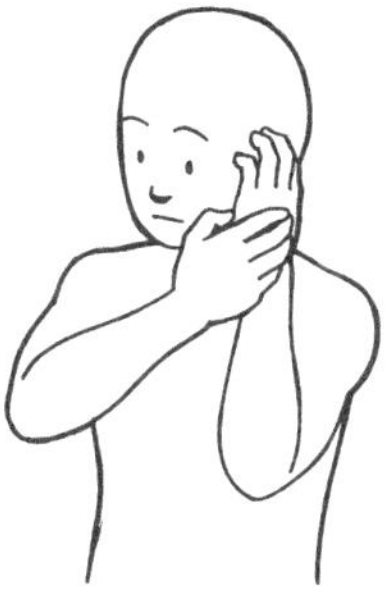

指先をこめかみにあて、もう一方の手で補助しながら、押して筋肉をゆるめる。70ページのあごの筋肉（咬筋）をほ ぐすときにも効果的

あごや歯の痛みのトリガーポイントはここ！

（左上のイラストとは別の関連痛のパターン）

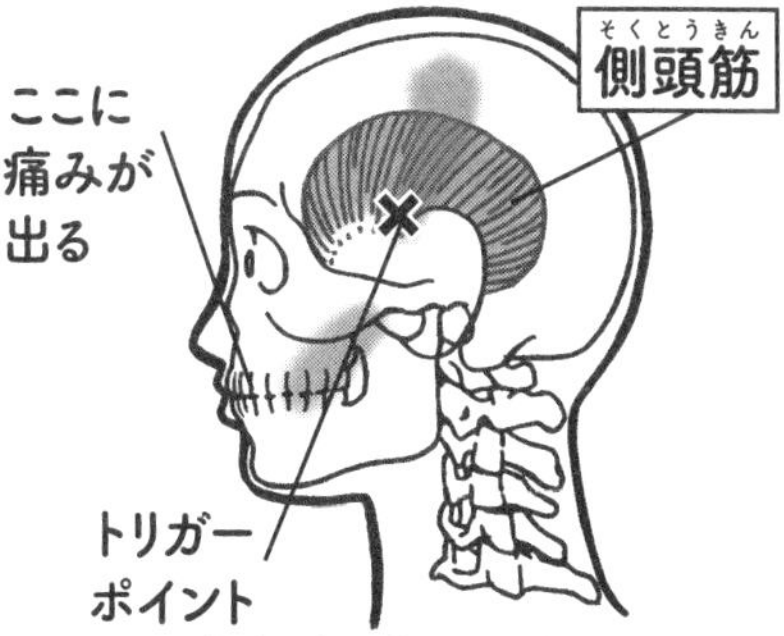

あごや歯の痛みの関連痛のパターン。こめかみ周辺に痛みが出ることも

目やあごの痛み② あごの筋肉（咬筋《こうきん》）

食べ物を噛む咀嚼筋には、もう1つ「あごの筋肉」（咬筋）があります。あごの関節（顎関節《がくかんせつ》）を動かす筋肉で、耳たぶの前に指をあてて、噛むと動く筋肉なので、わかりやすいと思います。

側頭筋と同じように、歯の治療中などで、片側でばかり噛んでいる人に、トリガーポイントができることが多いようです。

咬筋のトリガーポイントは、目のまわりや歯の周辺に関連痛が出ます。側頭筋と同様、目や歯そのものが痛いと感じる人もいます。

トリガーポイントの関連痛であれば、こめかみの筋肉と同様、噛んだときに痛みが出るかなので、噛みながら確かめましょう。

あごの痛みは、歯科・口腔外科を受診すると、「顎関節症」と診断されることもありますが、実際は咬筋や側頭筋のトリガーポイントの関連痛である場合が少なくありません（72ページのコラム参照）。

目やあごの痛みのトリガーポイント②

この筋肉にトリガーポイントがある

（目の周辺とあごに関連痛が出るトリガーポイントのパターン）

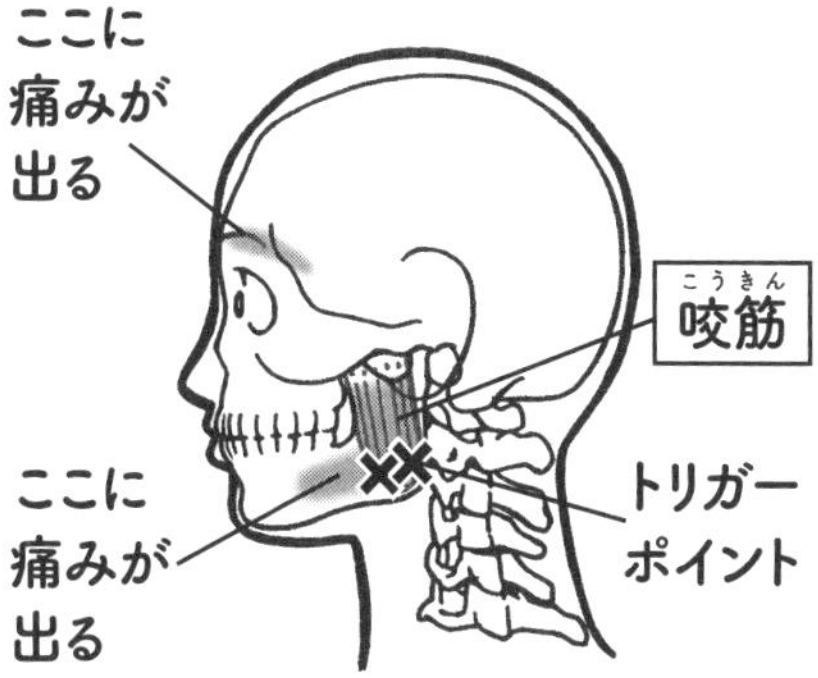

咬筋（あごの筋肉）は顎関節を動かす筋肉で、咀嚼筋の1つ。側頭筋と同じように、片側の歯でばかり噛むクセがある人は、噛むほうの咬筋にトリガーポイントができやすい

目の痛みのトリガーポイントは
頸板状筋→ 58ページ
後頭下筋→ 60ページ
胸鎖乳突筋→ 62ページ
の場合もある

あごの痛みのトリガーポイントは
上部僧帽筋→ 56ページ
の場合もある

トリガーポイントの押し方

69ページのやり方でも咬筋をゆるめることができるが、もっと効果があるのは、親指を口の中に入れ、親指と他の指で咬筋をこねるようにもむ方法。手を清潔にしてから行うか、口の中に直接指を入れるのが抵抗ある人は、プラスチックの手袋をして行うとよい

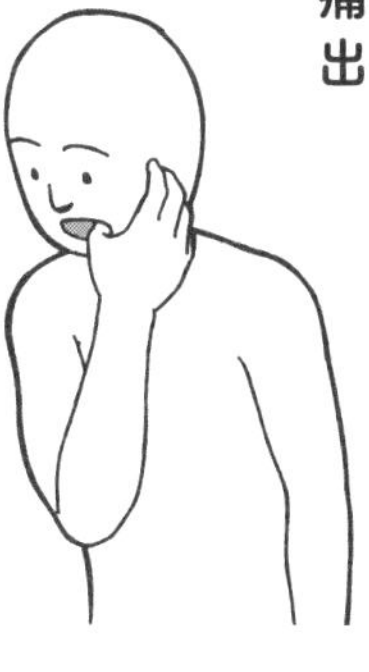

顔の痛みのトリガーポイントはここ！

（顔面に関連痛を出すパターン）

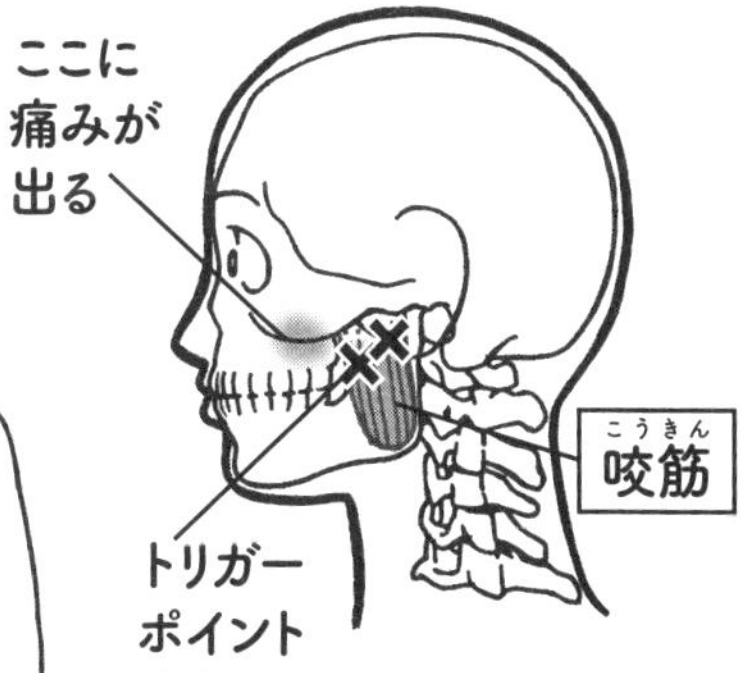

咬筋の上のほうにトリガーポイントがあると、顔面に関連痛が出ることも

コラム

顎関節症はあごの筋肉のトリガーポイント？

顎関節症は、あごの関節（顎関節）のずれや変形などによって、あごの筋肉に痛みが出たり、口が開かなくなったり、あごを動かすときに音が出る、といった症状をいいます。診断と治療は歯科か口腔外科で行います。

寝ているとき、あるいは無意識のうちに強く噛みしめるクセがある人は、顎関節に負担がかかり、顎関節症になりやすいといわれています。

関節そのものに障害が起きて、顎関節症の症状が出ている場合は、治療が必要になりますが、顎関節を動かす筋肉を酷使した結果、あごの筋肉（咬筋）にトリガーポイントが形成されているなら、セルフケアで改善できる可能性があります。

また痛み以外の症状も、顎関節を動かす筋肉が固まっているため、口を開けにくかったり、動かしにくかったりしていることもあります。

あごやこめかみの筋肉（側頭筋）が硬くなっていることが原因なので、それらの筋肉をゆるめてあげれば、口の動きもよくなってくるでしょう。

第4章

肩の痛みのトリガーポイント

痛むところが肩の後ろか前かで、押す筋肉が異なる

肩の痛みも、デスクワークが多い人がよく訴える症状の1つです。肩の症状は、一般に「肩こり」といいますが、痛みとして感じる人も少なくありません。

上腕の骨と肩甲骨が接するのが肩関節ですが、ここでいう肩は、肩関節そのものではなく、肩関節の前（胸側）や後ろ（背側）、横（外側）の筋肉を示しています。

なお肩の後ろは、英語では上背部（アッパーバック）といって、背中の一部になりますが、日本語では肩の一部と一般的にとらえられているので、肩の後ろの痛みとしています。

さて肩こりや肩の痛みは、肩の筋肉のこりが原因である場合が多いのですが、肩のまわりの筋肉にあるトリガーポイントの関連痛も少なくありません。

腕を動かすときには、肩のまわりの筋肉を使います。どのように腕を動かすかによって、使う筋肉も異なります。そのため、腕をどう動かすと、肩に痛みが出るのかを

確認することがトリガーポイントを見つけるコツになります。

同時に、痛みが肩の後ろなのか、前なのか、横なのか、という区別も重要です。腕をある方向に動かしたときに、肩のどの部分が痛いかどうかで、トリガーポイントを形成している筋肉が特定できるからです。

また40代以降は、肩が痛くて腕が上がらなくなる、四十肩や五十肩の症状が出てきますが、こうした痛みもトリガーポイントの関連痛である可能性があります。

痛みが激しいと、肩のどのあたりが痛いのか、わかりづらいものですが、ゆっくり動かして、腕の動きと痛みの出る部位を確認することで、トリガーポイントを見つけることができます。

また前章の頭部の痛みと同じように、肩の痛みはパソコン作業などのデスクワークが多い人に起こりやすい症状です。

トリガーポイントを押して症状が改善しても、仕事のやり方を変えないと、すぐにまた痛みが出てくる可能性があります。

仕事中も、ときどき休憩して、腕を伸ばしたり、回したりするなど、ストレッチ運動を心がけることが、痛みの予防になります。

肩の後ろの痛み① 首の骨と肩甲骨をつなぐ筋肉（肩甲挙筋《けんこうきょきん》）

肩の痛みで1番多いのは肩の後ろの痛みです。そして肩の後ろに痛みを出す筋肉もたくさんあります。ですから、まず肩の後ろのトリガーポイントを形成している筋肉を特定しなければなりません。

まず考えられるのが、「首の骨（頸椎）と肩甲骨をつなぐ筋肉」（肩甲挙筋）です。この筋肉は頭を右（または左）に回すときに使われます。痛みが強くて首が回せないと「寝ちがい」と言われます。

右に振り向いたときに、右の肩の後ろに痛みが出るなら、肩甲挙筋のトリガーポイントが疑われます。

また肩甲挙筋は、僧帽筋（57ページ）とともに、肩こりの代表的な筋肉で、肩に荷物を担いだとき、肩を引き上げる働きをするので、重いバッグを長時間肩にかけていると、これらの筋肉は短縮します。背中側の筋肉なので、ボールを壁に当てて、背中ではさむようにして、トリガーポイントを押すのが効果的です。

肩の後ろの痛みのトリガーポイント①

この筋肉にトリガーポイントがある

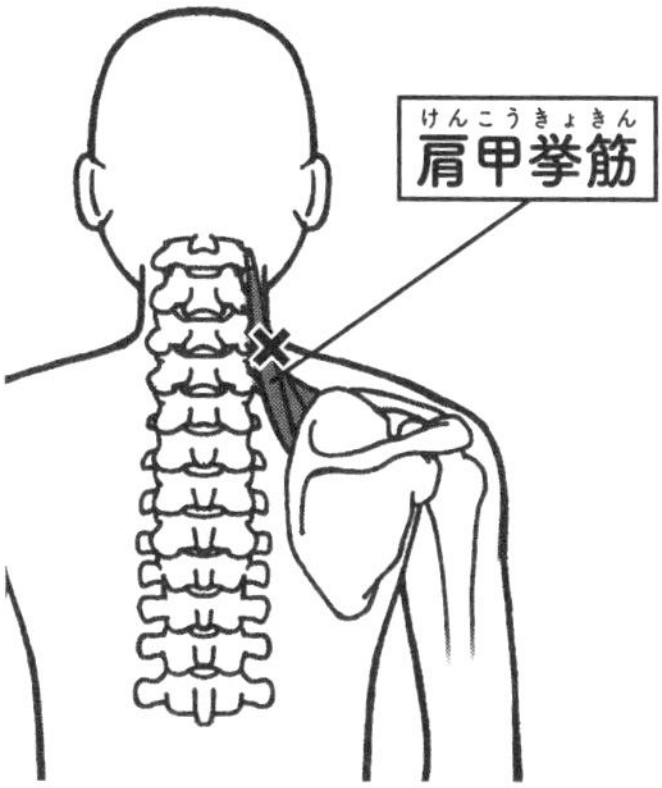

肩甲挙筋（首の骨と肩甲骨をつなぐ筋肉）は、首の骨（頸椎）の側面から肩甲骨の上部につながる筋肉で、肩甲骨を上に引き上げる作用がある。頭を左右に振り向くときにも使われる

トリガーポイントの押し方

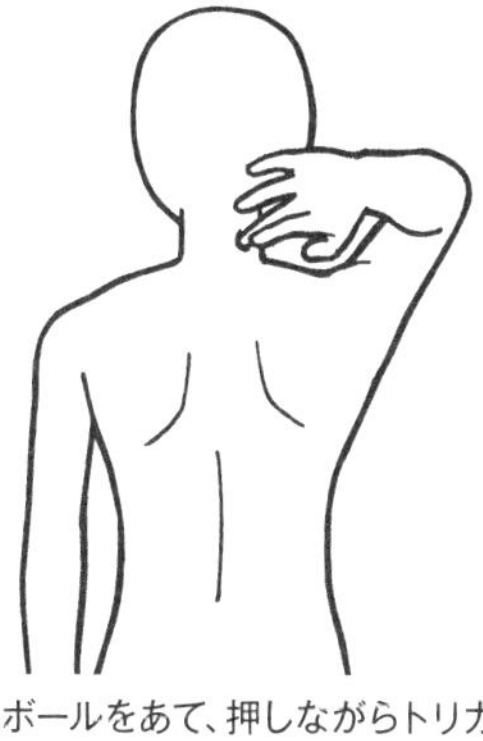

壁にボールをあて、押しながらトリガーポイントのある筋肉をゆるめる（イラストは手前が壁になる）。その下の筋肉（下部僧帽筋）も一緒に押してゆるめるとよい

ここがトリガーポイント!

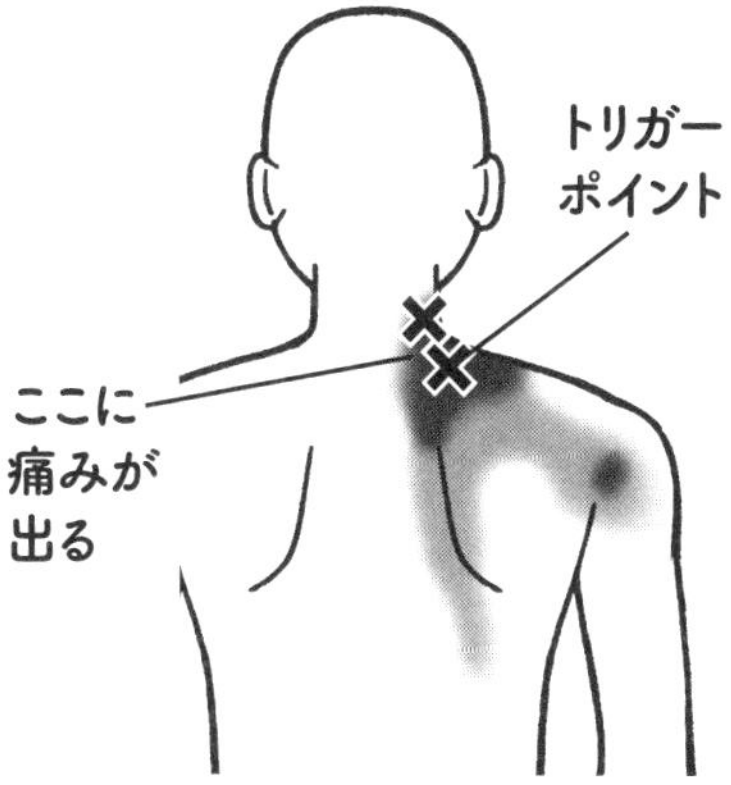

肩の後ろの痛み② 肩の筋肉の後ろ側（三角筋後部《さんかくきんこうぶ》）

肩の後ろの痛みは「肩の筋肉の後ろ側」（三角筋後部）のトリガーポイントの関連痛である可能性もあります。

肩関節の動きに関わる三角筋は、肩を覆う大きな筋肉で、腕を水平に上げて、後ろに持っていくときに使われる筋肉です。腕をこのように動かしたときに、痛みが出るのであれば、三角筋のトリガーポイントが疑われます。

三角筋は前部、中部、後部に分かれますが、肩の後ろの痛みのトリガーポイントが形成されるのは後部です。またトリガーポイントではなく、三角筋そのものが痛みを出していることもあります。

実際、左ページの図解を見ればわかるように、トリガーポイントと痛みの出る場所が重なっています。これでは痛みの原因が、トリガーポイントなのか、筋肉そのものの痛みなのか区別できません。しかし硬くなっている筋肉は同じなので、そこを押せば痛みは改善します。

肩の後ろの痛みのトリガーポイント②

この筋肉にトリガーポイントがある

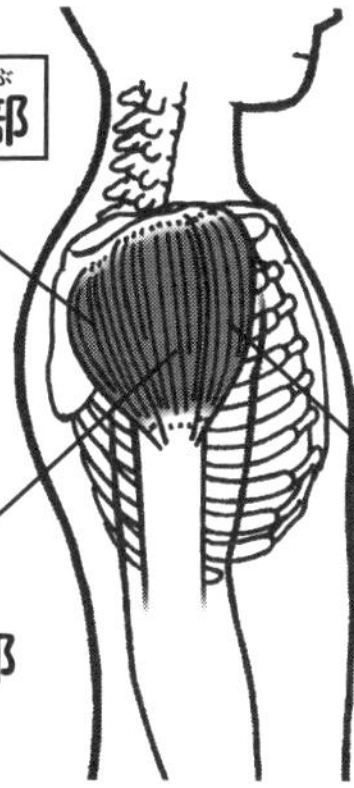

三角筋は肩を覆う大きな筋肉で、前部、中部、後部に分かれるが、腕を水平に上げて後ろに持っていくときに使われるのが後部で、肩の後ろに痛みを出す。三角筋そのものの痛みであることもある

トリガーポイントの押し方

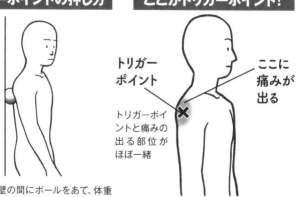

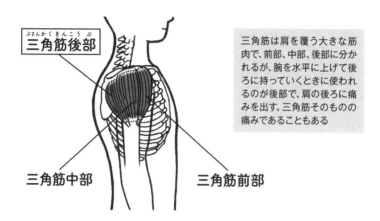

肩の後ろと壁の間にボールをあて、体重をかけるようにして肩の後ろを押して硬くなった筋肉をゆるめる

ここがトリガーポイント！

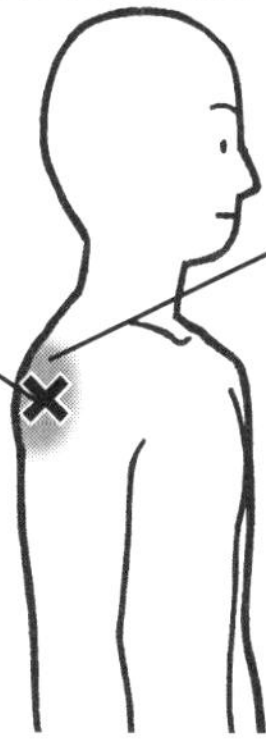

トリガーポイントと痛みの出る部位がほぼ一緒

肩の後ろの痛み③　わきの筋肉（肩甲下筋《けんこうかきん》）

肩甲骨の内側から上腕の骨をつなぐ「わきの筋肉」（肩甲下筋）も、肩の後ろの痛みを起こすトリガーポイントを形成することがあります。

この筋肉は肩関節を内旋（腕を内向きにひねる）させる働きをします。野球のピッチャーがボールを投げるときの動きが、肩関節の内旋です。このような動きをしたときに、肩の後ろに「ピッ」と痛みが出るなら、肩甲下筋のトリガーポイントが疑われます。

また肩甲下筋のトリガーポイントは、上腕にも関連痛を出すことがあります。肩の後ろと上腕に痛みがあるなら、肩甲下筋のトリガーポイントである可能性が高いといえます。

肩甲下筋はわきの深いところに存在しているので図のように母指でしっかり探して、押してください。

肩の後ろの痛みのトリガーポイント③

この筋肉にトリガーポイントがある

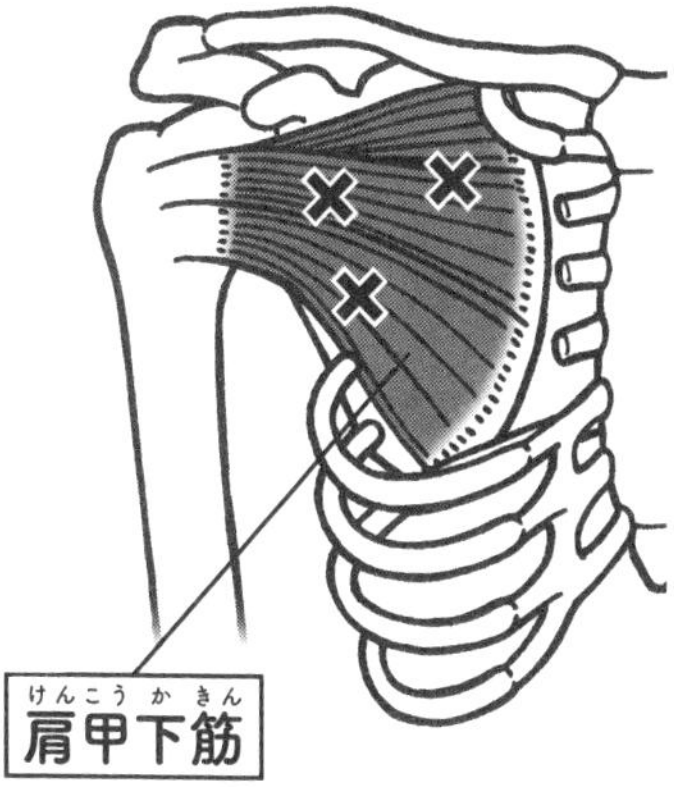

肩甲下筋（わきの筋肉）は、肩甲骨の裏側から上腕骨をつなぐ筋肉で、肩関節を内旋させる動きを担っている

上腕に痛みが出ることも!

トリガーポイントの押し方

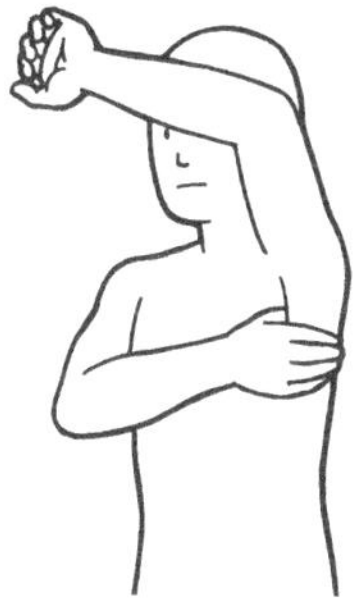

わきの筋肉にある関連痛の出るトリガーポイントに親指をあて、他の指で支えながら押してゆるめる。イラストはわかりやすくするため、腕を上げているが実際は下げたまま押す

ここがトリガーポイント!

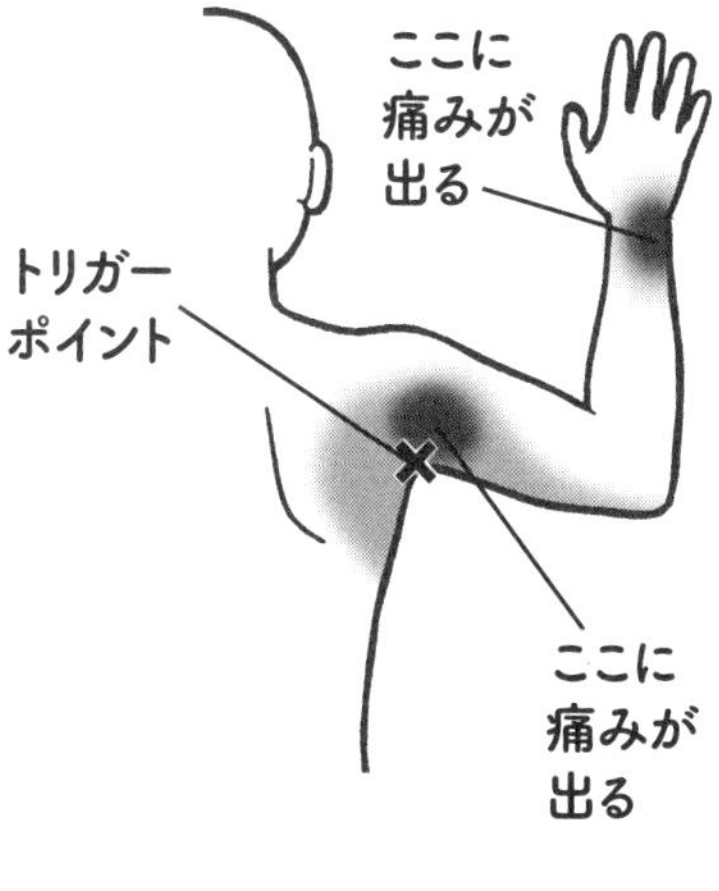

肩の後ろの痛み④　肩甲骨の下の内旋筋（大円筋《だいえんきん》）

わきの筋肉（肩甲下筋）とともに、腕を内旋させる動きを担っているのが「肩甲骨の下の筋肉」（大円筋）で、体の深いところにあります。

同じ肩関節の内旋筋である、わきの筋肉（肩甲下筋）も同じような働きをしていますが、こちらは体の浅いところにある筋肉です。

2つの筋肉は、外から見たら、場所も近く、筋肉内を通っている神経も共通していることから、似たような動作で痛みを出します。具体的にいうと、腕を内旋させたときに、「ピッ」とした痛みが走るのが特徴です。

しかし一般の人は、筋肉を区別する必要はないので、わきから肩甲骨の下にかけて、少しずつ位置を変えながら筋肉を押していき、関連痛が出るトリガーポイントを探すことのほうが大切です。

トリガーポイントがわかれば、そこを押すことで、硬くなった筋肉がゆるみ、虚血状態も改善されるので、痛みは引いていきます。

肩の後ろの痛みのトリガーポイント④

この筋肉にトリガーポイントがある

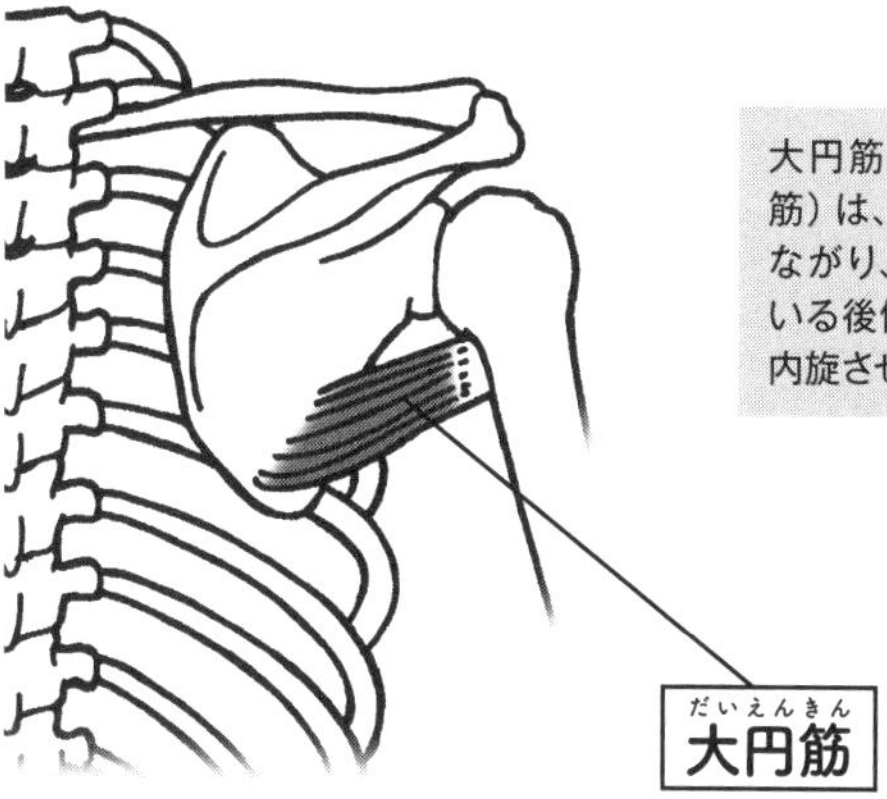

大円筋（肩甲骨の下の内旋筋）は、肩甲骨と上腕骨につながり、わきの下をつくっている後側の筋肉で、肩関節を内旋させる働きを持つ

トリガーポイントの押し方

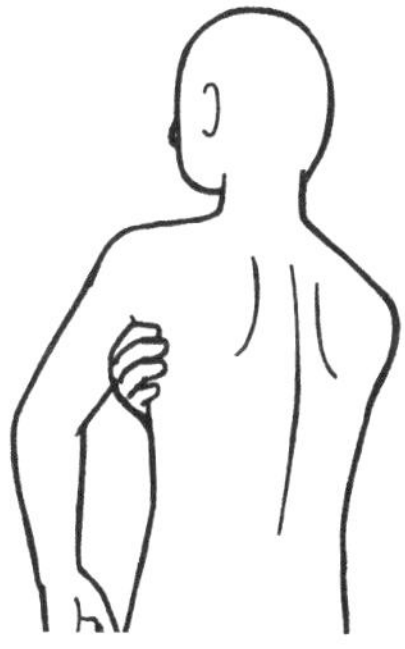

親指を支えにしながら、肩甲骨の下にある関連痛の出るトリガーポイントを4本の指で押す。壁にボールを当てて押してもよい

ここがトリガーポイント！

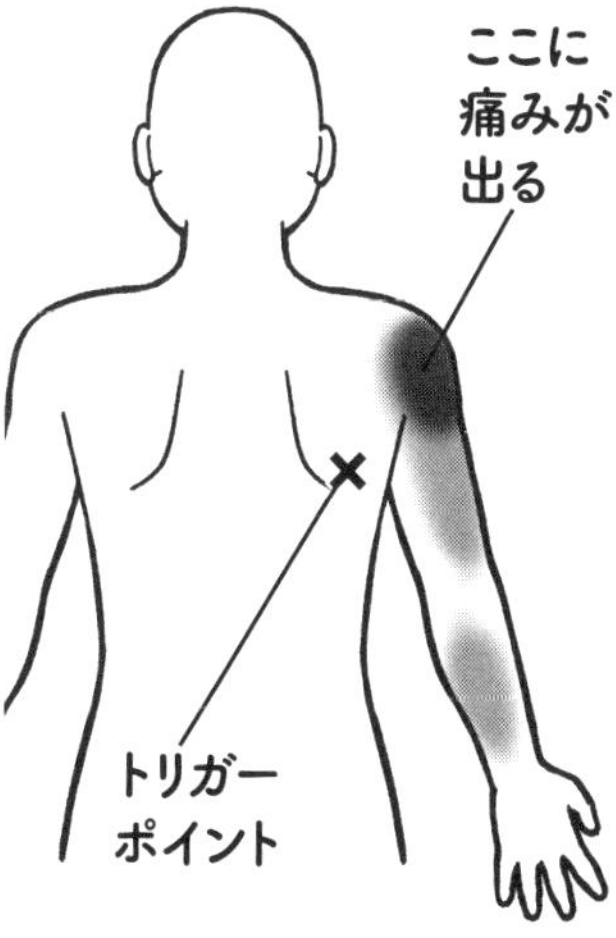

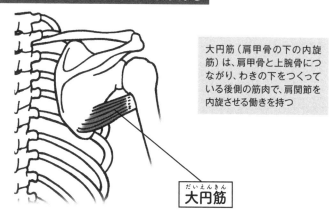

肩の後ろの痛み⑤ 肩甲骨の下の外旋筋（小円筋《しょうえんきん》）

肩甲骨の下の内旋筋（大円筋）に対し、「肩甲骨の下の外旋筋」（小円筋）もあります。いずれも体の深いところにある筋肉で、肩甲骨の下にあるため、両者の区別は一般の人には困難です。

肩甲骨の下の外旋筋は、腕を外向きにひねるときに使われる筋肉です。野球のピッチャーなら、投球するときに腕を巻き上げる動きになります。このときに痛みが出れば、小円筋と棘下筋のトリガーポイントが疑われます。

肩甲骨の下には、同じところに複数の筋肉があるので、トリガーポイントが見つかりにくく、痛みの部位が痛みを出している筋肉だと思っている人が多いようです。しかし、それではいつまでたっても痛みは改善しません。

筋肉のこりそのものが痛みの原因のこともありますが、そこを押しても痛みが改善しないのであれば、トリガーポイントがどこかにあるはずなので、関連痛が出るところを探してみましょう。

肩の後ろの痛みのトリガーポイント⑤

この筋肉にトリガーポイントがある

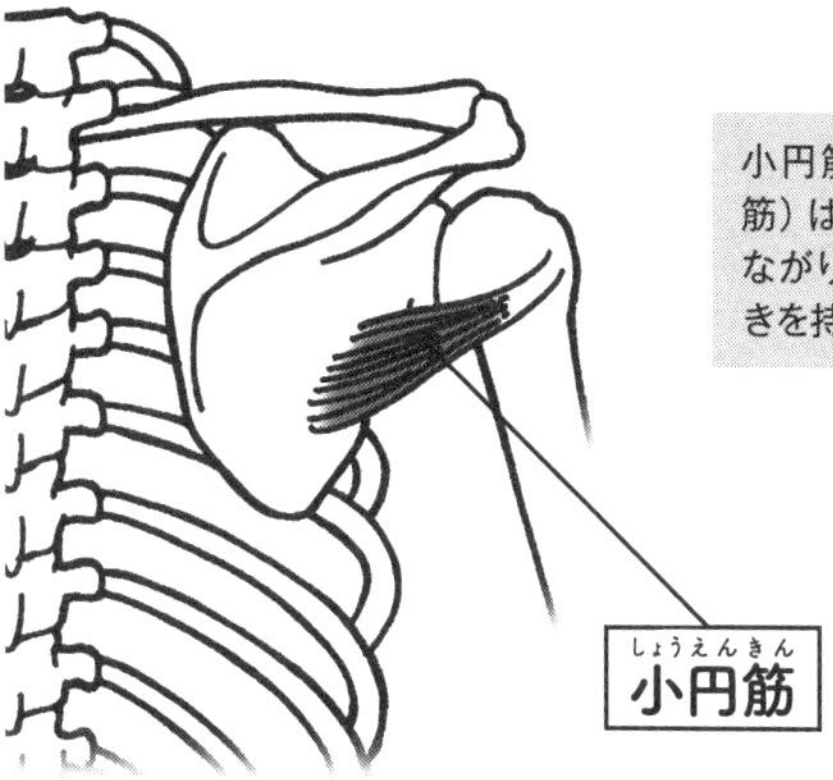

小円筋（肩甲骨の下の外旋筋）は、肩甲骨と上腕骨につながり、肩関節を外旋する働きを持つ

トリガーポイントの押し方

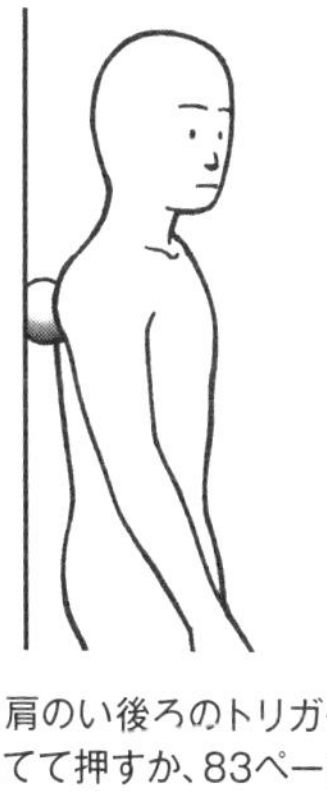

ボールを壁と肩のい後ろのトリガーポイントの間に当てて押すか、83ページのように指で押してもよい

ここがトリガーポイント!

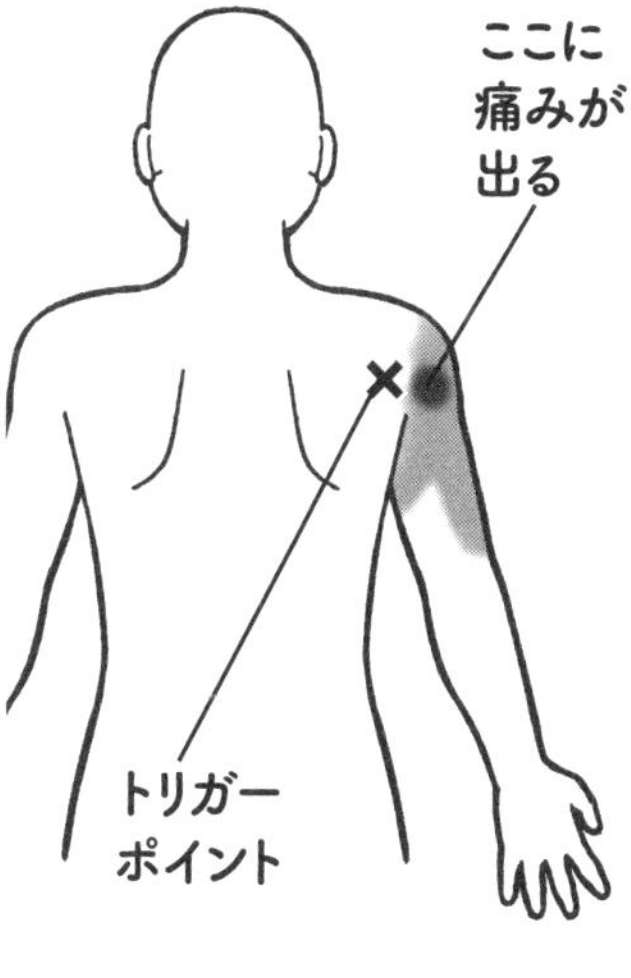

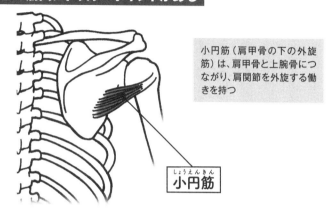

肩の後ろと前の痛み　首の筋肉（斜角筋《しゃかくきん》）

肩の後ろにも前にも痛みを出すのが「首の筋肉」（斜角筋）です。首の骨（頸椎）の横を走る3本の筋肉で、前斜角筋、中斜角筋、後斜角筋に分かれます。首の表層にある胸鎖乳突筋（62ページ）よりも、深いところにある首の筋肉です。

肩の後ろの痛みとしては、比較的まれなトリガーポイントですが、肩の後ろの痛みのトリガーポイント①～⑤までを試してみて、どれにも当てはまらなかった場合、斜角筋である可能性もあります。

斜角筋は、肩の後ろだけでなく、肩の前や上腕にも痛みを出すなど、痛みが多岐にわたるトリガーポイントを形成する特徴があります。

また首の筋肉のトリガーポイントを押すと、神経が「ビビビッ」と流れるような痛みを感じる人もいます。神経が圧迫されたときに感じる痛みに似ていますが、神経の圧迫では、もっと激しい「ビリビリ」とした感覚になると思います。トリガーポイントを押して改善されるなら、心配ありません。

肩の後ろと前の痛みのトリガーポイント

この筋肉にトリガーポイントがある

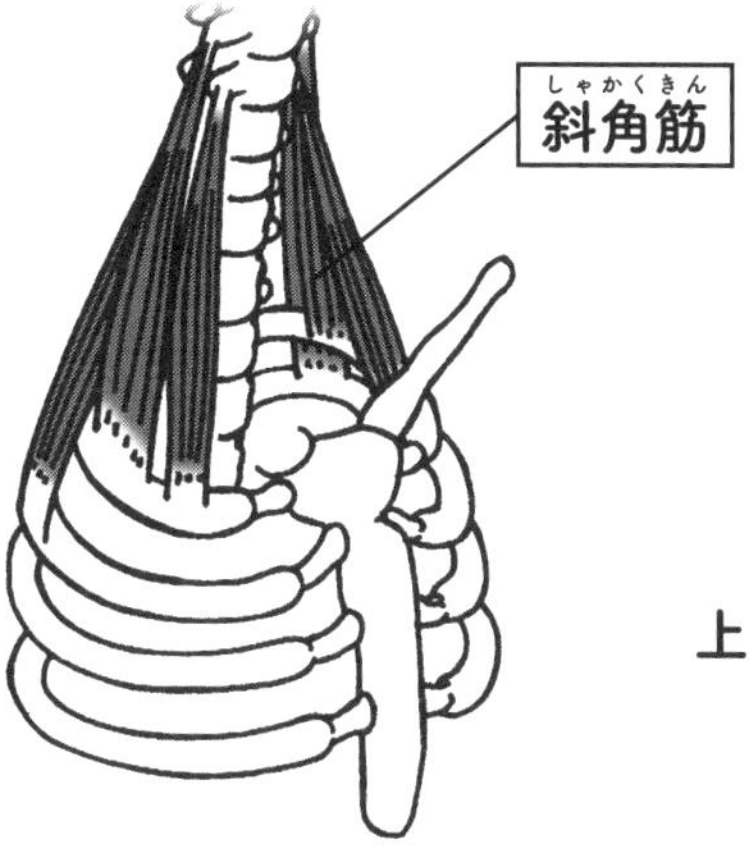

斜角筋（首の筋肉）は、首の骨（頸椎）の横突起から平行に走る筋肉で、頭を横に傾ける動きをするときに使われる。また呼吸補助筋としても働いている

上腕にも痛みが出ることも！

トリガーポイントの押し方

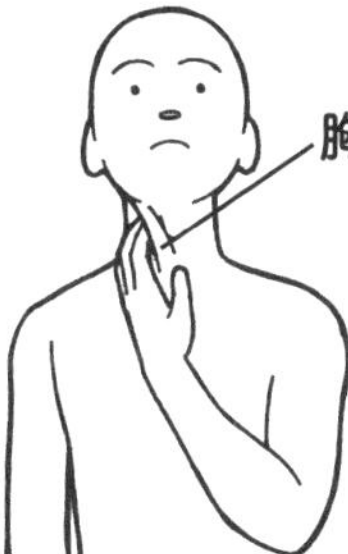

親指以外の４本の指を首の骨と胸鎖乳突筋（62ページ）の間に入れ、胸鎖乳突筋全体を気管に向かって引っ張る

ここがトリガーポイント！

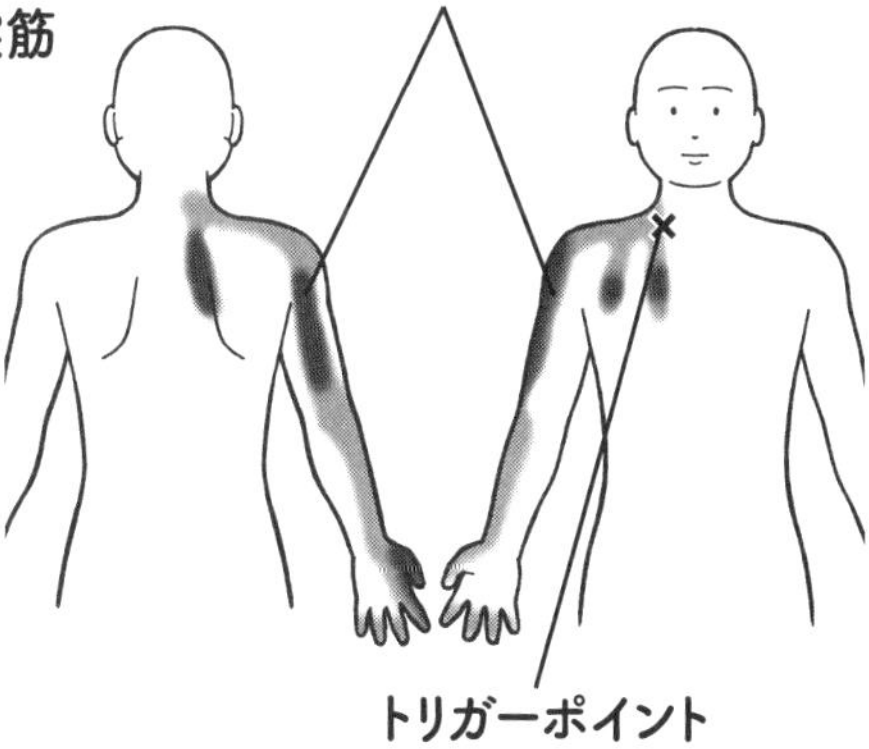

肩の前の痛み①　肩甲骨の後ろの筋肉（棘下筋《きょくかきん》）

「肩甲骨の後ろの筋肉」（棘下筋）にできるトリガーポイントは、肩の前に関連痛を出します。

肩の前に痛みが出たとき、まず疑われるのが棘下筋です。また肩の外側に痛みを出すこともあります。

肩の後ろ側にある筋肉なのに、肩の前に痛みが出るので、トリガーポイントを見つけるときに迷ってしまいます。

棘下筋は84ページの小円筋と同じ肩の外旋筋の1つです。つまり腕を後ろに持っていったり、腕を外向きにひねるときに使われます。

デスクワークで腕を使う作業をしている人は、この筋肉をよく使っているので、仕事中の自分の腕の動きをよく観察してみてください。図のように壁にボールを当て、肩で押しながらトリガーポイントを探して押すとよいでしょう。

肩の前の痛みのトリガーポイント①

この筋肉にトリガーポイントがある

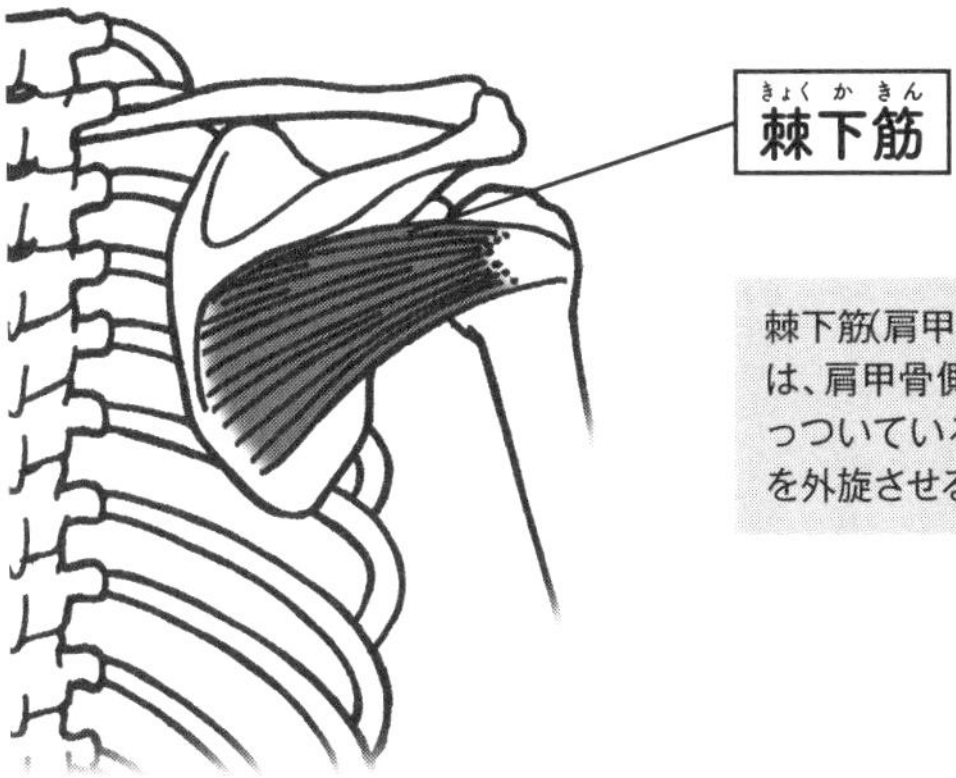

棘下筋(肩甲骨の後ろの筋肉)は、肩甲骨側から上腕骨にくっついている筋肉で、肩関節を外旋させる働きを持つ

トリガーポイントの押し方

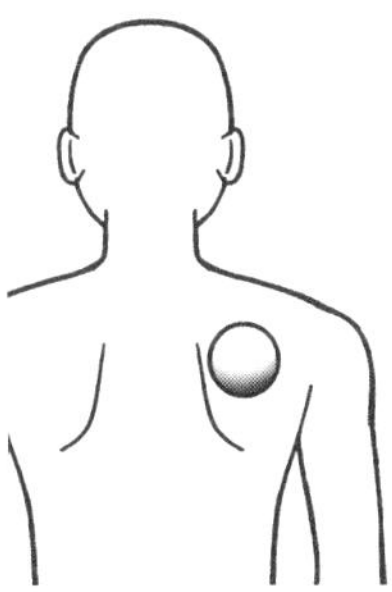

壁にボールを当て、肩で押しながらトリガーポイントのある筋肉をゆるめる(イラストは手前が壁になる)。91ページのように、セラケインなどの器具を用いてもよい

ここがトリガーポイント!

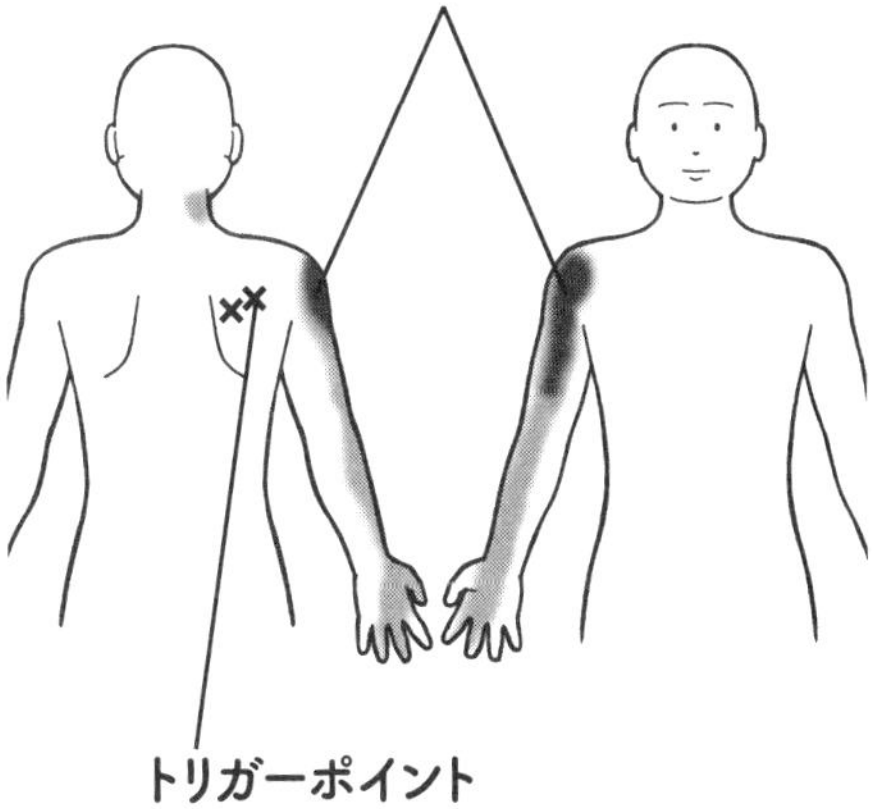

肩の前の痛み② 肩甲骨の上の筋肉（棘上筋《きょくじょうきん》）

肩甲骨背部の筋肉（棘下筋）とともに、肩の前に痛みを出すのが「肩甲骨の上の筋肉」（棘上筋）で、腕を真横に上げる（外転させる）働きをしています。

パソコン作業なら、マウスを操作をするときに、肘を上げて作業する人がいると思いますが、このやり方で長時間作業していると、肩甲骨の上の筋肉が疲れてきます。そしてトリガーポイントが形成されて、肩の前に痛みが出てくるのです。

逆に肘を上げないでマウスを動かすようにすれば、肩甲骨の上の筋肉は使われないので、痛みの予防になります。

肩を外転させる筋肉には、棘上筋と、もっと大きい三角筋（78ページと94ページ）がありますが、肩甲骨の上の筋肉の動きが悪くなっていると、三角筋も外転できなくなってしまいます。

その結果、腕が上がらなくなったり、シャツに袖を通すときに、ズキッと痛みが出る四十肩（腱板炎《けんばんえん》）や五十肩の症状が出てくるのです。

肩の前の痛みのトリガーポイント②

この筋肉にトリガーポイントがある

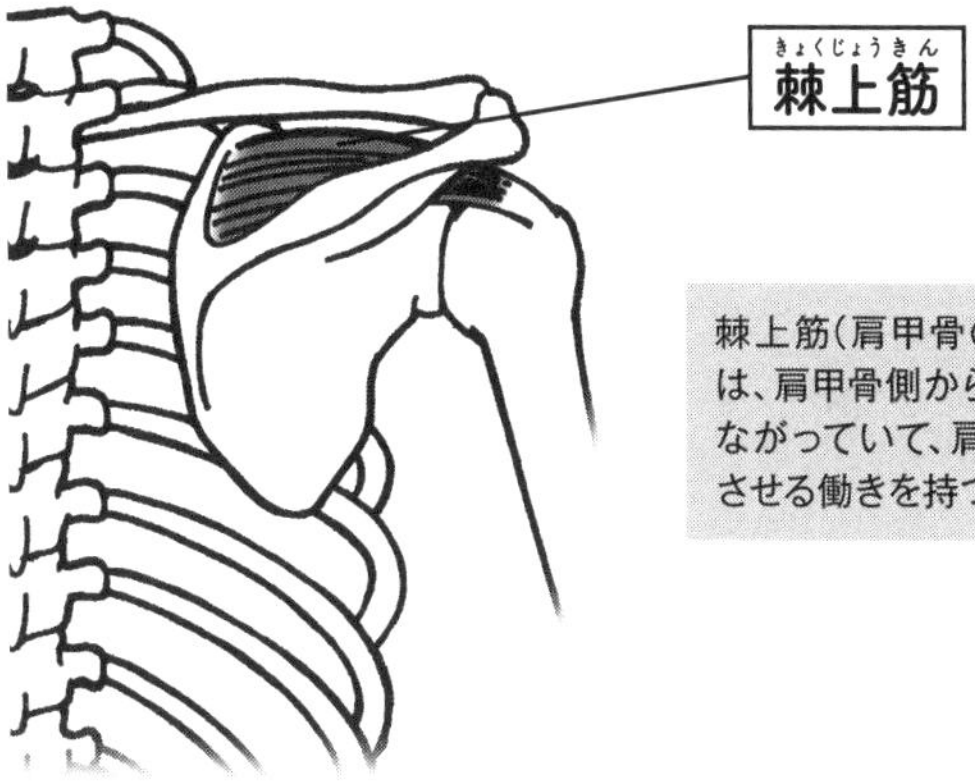

棘上筋（肩甲骨の上の筋肉）は、肩甲骨側から上腕骨につながっていて、肩関節を外転させる働きを持つ

トリガーポイントの押し方

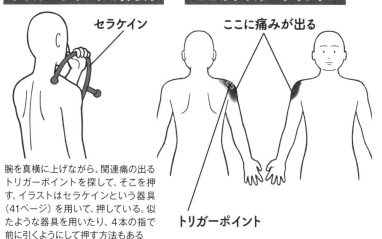

腕を真横に上げながら、関連痛の出るトリガーポイントを探して、そこを押す。イラストはセラケインという器具（41ページ）を用いて、押している。似たような器具を用いたり、4本の指で前に引くようにして押す方法もある

ここがトリガーポイント！

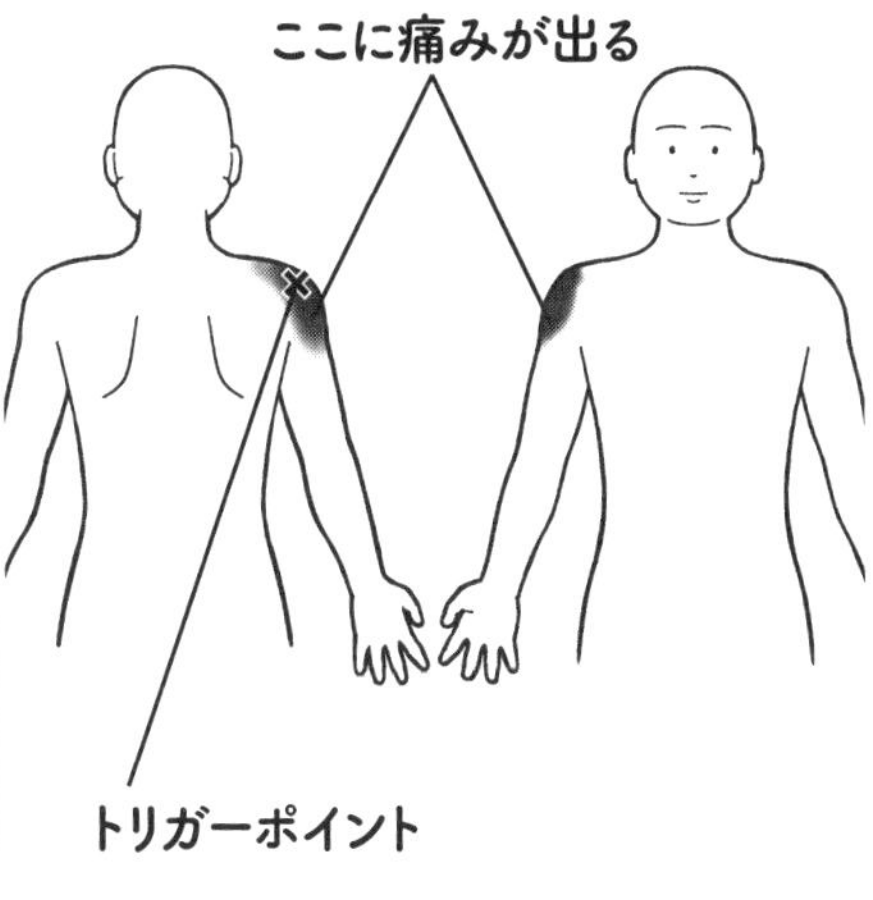

肩の前の痛み③　肩の筋肉の前側（三角筋前部《さんかくきんぜんぶ》）

前部、中部、後部に分かれている三角筋（79ページ）は、肩甲骨の上の筋肉と同様、腕を外転させる働きを持つ、肩全体を覆う大きな筋肉です。

このうち、肩の前の痛みのトリガーポイントを形成するのが「肩の筋肉の前側」（三角筋前部）です。

肩の前の痛みのトリガーポイントを探す際、肩甲骨の後ろの筋肉（棘下筋）でも、肩甲骨の上の筋肉（棘上筋）でもなければ、三角筋前部の可能性があります。ただし、三角筋のすべてに言えることですが、この筋肉は関連痛が広がりにくいという特徴があります。

一般にトリガーポイントは、痛みの出る部位から離れた筋肉に形成されますが、三角筋の場合は、トリガーポイントができている筋肉と、痛みが出ている場所がほぼ同じなのです。逆に言えばわかりやすいのですが、厳密にいうと、これも筋肉そのものの痛みではなく、トリガーポイントの関連痛なのです。

肩の前の痛みのトリガーポイント③

この筋肉にトリガーポイントがある

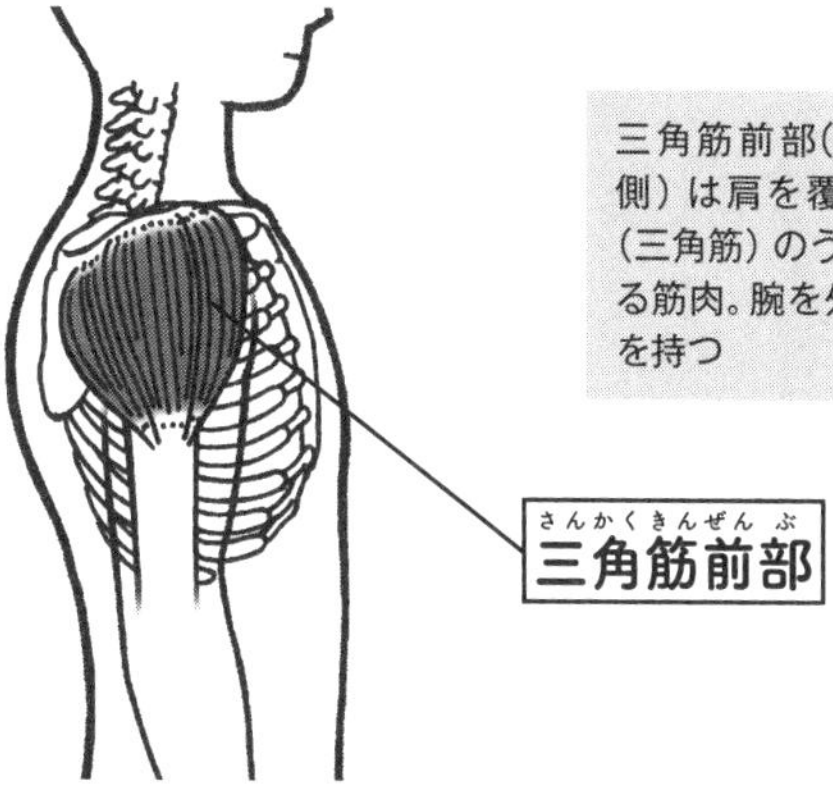

三角筋前部（肩の筋肉の前側）は肩を覆う大きな筋肉（三角筋）のうち、1番前にある筋肉。腕を外転させる働きを持つ

トリガーポイントの押し方

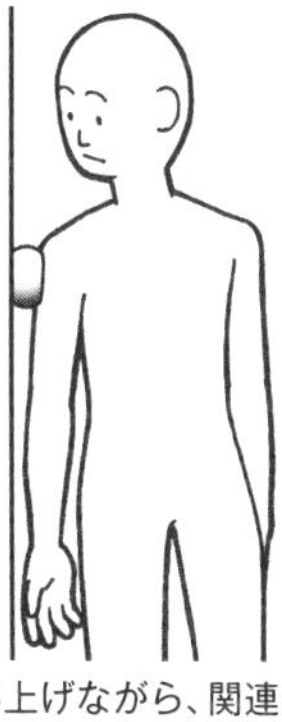

腕を横に持ち上げながら、関連痛の出るトリガーポイントを探し、壁にボールをあてて押す。三角筋前部を含め、3つの三角筋は指で押すと疲れてしまうので、ボールで押すのがよい

ここがトリガーポイント！

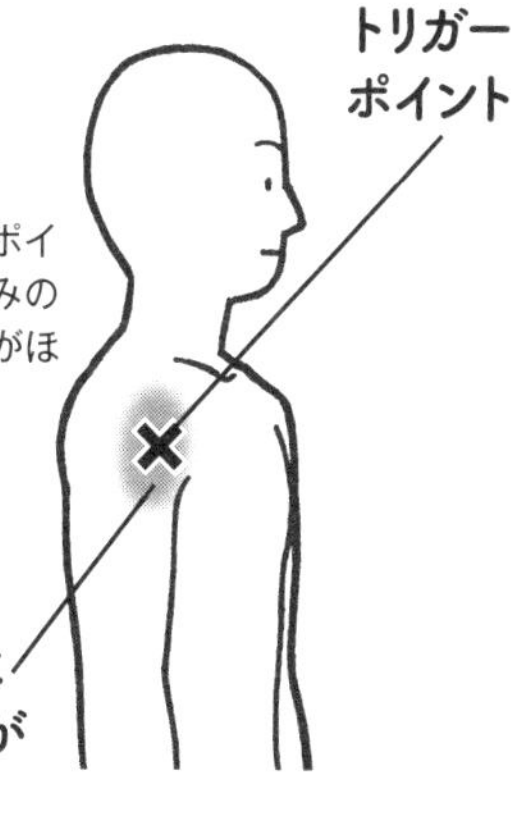

トリガーポイントと痛みの出る部位がほぼ一緒

肩の外側の痛み　肩の真ん中の筋肉（三角筋中部《さんかくきんちゅうぶ》）

肩の外側の痛みや、肩から上腕にかけての痛みは「肩の真ん中の筋肉」（三角筋中部）のトリガーポイントである可能性があります。

78ページと92ページで述べたように、三角筋は前部、中部、後部に分かれていますが、腕を外転（腕を横に持ち上げる）させるとき、最もよく使われるのが三角筋中部です。ですから、腕を外転させるとき、肩の外側に痛みが出るなら、この筋肉のトリガーポイントと考えて間違いないでしょう。

三角筋前部、三角筋後部と同様、トリガーポイントと関連痛が出る場所がほぼ同じです。しかし、筋肉そのものが出している痛みではありません。

とはいえ、痛みの当事者にとっては、どちらの痛みであっても、解消する方法は同じです。硬くなった筋肉を押してゆるめればよいのです。

なお、筋肉だけの問題で肩に痛みが出ることもあります。例えば上腕の筋肉（上腕二頭筋）を使いすぎると、肩の前に痛みが出ます（96ページコラム参照）。

肩の外側の痛みのトリガーポイント

この筋肉にトリガーポイントがある

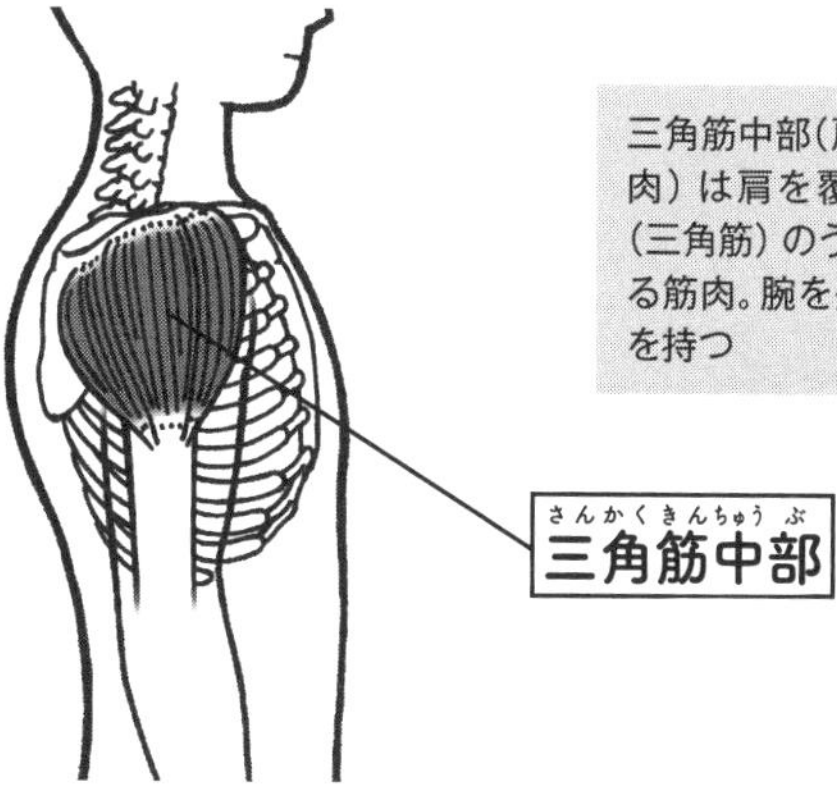

三角筋中部（肩の真ん中の筋肉）は肩を覆う大きな筋肉（三角筋）のうち、真ん中にある筋肉。腕を外転させる働きを持つ

トリガーポイントの押し方

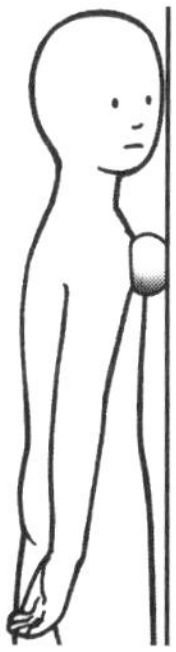

腕を横に持ち上げながら、関連痛の出るトリガーポイントを探し、壁にボールをあてて押す。三角筋中部を含め、3つの三角筋は指で押すと疲れてしまうので、ボールで押すのがよい

ここがトリガーポイント！

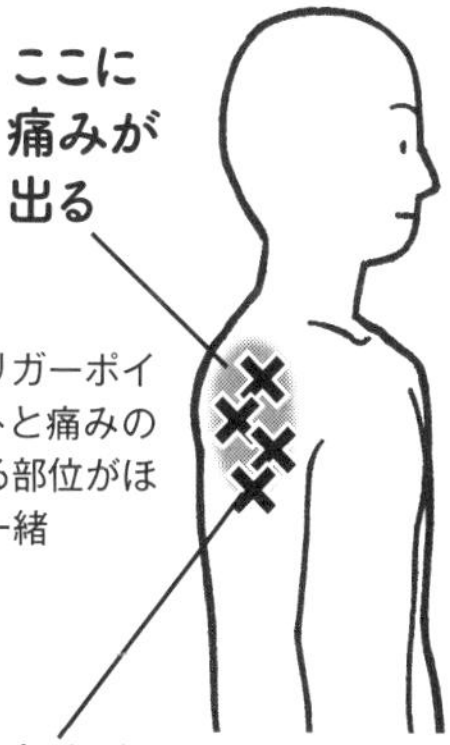

コラム

トリガーポイントではない肩の筋肉痛

第1章でも述べていますが、いわゆる筋肉痛とトリガーポイントは区別されます。筋肉の痛みには大きく分けて、筋肉の使いすぎによって起こる筋肉痛と、使いすぎた筋肉にトリガーポイントが形成されて、離れた場所に出る関連痛があります。痛みをとる方法は同じなのですが、この本はトリガーポイントについて書いているので、専門家としては区別せざるをえません。

さて肩の痛みにも、トリガーポイントの関連痛ではなく、筋肉痛が出ることがあります。代表的な筋肉は、上腕二頭筋と呼ばれる上腕の内側の大きな筋肉。肘を曲げると力こぶができるのが上腕二頭筋です。

上腕二頭筋は三角筋前部（92ページ）に近い場所にあるため、三角筋のトリガーポイントなのか、上腕二頭筋の筋肉痛なのか区別しづらいのですが、いずれの場合も、筋肉を押して痛みを感じるなら、その筋肉を押したり、温めるなどしてゆるめれば、痛みは改善します。

第5章

腕と手と肘の痛みのトリガーポイント

トリガーポイントが伸筋にあるか屈筋にあるかを知る

肘や腕（前腕）、手首、指の痛みは、腕や手の筋肉にできたトリガーポイントの関連痛であることが珍しくありません。

肘の痛みはテニス肘やゴルフ肘、手首や指の痛みには手根管症候群《しゅこんかん》や腱鞘炎《けんしょう》、といった病名がありますが、いずれも炎症による病気です。

ところが、実際には炎症が起きていないのに、痛みが出ていることがあります。その場合はトリガーポイントによる痛みであると考えられます。ではどんな筋肉にトリガーポイントが形成されているのでしょうか。

人間の手、特に指は複雑な動きをしますが、その細かな動きを担う腕や手にはたくさんの筋肉があります。しかしトリガーポイントを探すために、腕や手の筋肉をすべて覚えるのは現実的ではありません。

痛みを改善することが目的であれば、主に「伸筋《しんきん》」と「屈筋《くっきん》」について理解するだけで十分でしょう。伸筋は指を伸ばすための筋肉、屈筋は指を曲げるための筋肉です。指を伸ばすと腕や手首の甲の側の筋肉が収縮します。逆に指を曲げると腕や手首の手のひら側の筋肉が収縮します。手をどのように動かしたときに痛みが出るかで、トリガーポイントが伸筋にあるのか、屈筋にあるのかがわかります。

また5本の指は、親指（拇指）とそれ以外の4本の指で動かす筋肉が違います。親指だけ動かしたり、4本の指を一緒に動かして、どのあたりの筋肉が収縮するのかを確かめましょう。

これらの筋肉にトリガーポイントができるのは、筋肉に負担をかけているからです。その原因はさまざまありますが、デスクワークならパソコンのキーボードを打つときのクセもその1つです。

手首を曲げて打つクセのある人は、腕や手首の屈筋に負担がかかります。逆に手首を反してパソコンを打つ人は、手の甲（手背）や指の伸筋に負担がかかります。

赤ちゃんを抱っこするお母さんは、赤ちゃんを落とさないように指に力を入れているので、屈筋に大きな負担がかかっています。このような生活習慣から、屈筋にトリガーポイントができて、手に痛みが出ることがあります。

腕と手の痛み① 前腕の伸筋（総指伸筋《そうししんきん》）

「前腕の伸筋」（総指伸筋）にできたトリガーポイントは、前腕から手の甲、中指や薬指にかけて関連痛を引き起こします。また、肘や手首に関連痛を出すこともあります。

指を伸ばしたとき、すなわち伸筋が収縮したときに痛みが出るので、指を曲げたり、伸ばしたりして、伸ばしたときに痛みが出るかどうかを確かめましょう。

伸筋の酷使で痛みが出ているのなら、酷使している原因を考えてみましょう。パソコンであれば、前述したように、手首を反してパソコンや机につけて打つクセがある人に多く見られます。

とはいえ、こうしたデスクワークのクセはなかなか修正できるものではありません。仮に修正できたとしても、今度は屈筋に負担をかけてしまいます。

やはり痛みを改善するにはトリガーポイントを押して、硬くなった筋肉をゆるめるのが最も効果的です。

腕と手の痛みのトリガーポイント①

この筋肉にトリガーポイントがある

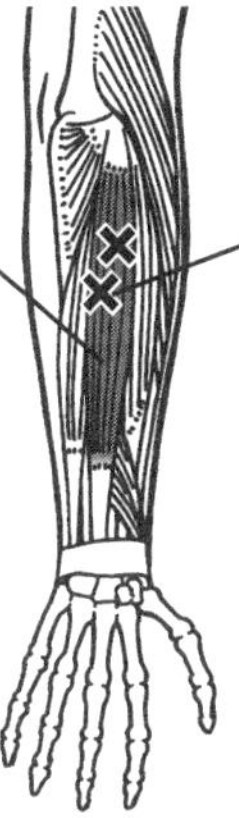

（右下のイラストの関連痛を出すトリガーポイント）

総指伸筋（前腕の伸筋）は、親指以外の４本の指の関節を伸ばしたり、手首を背屈（反らす）したりする筋肉

肘に痛みが出ることも→ 108ページ

トリガーポイントの押し方

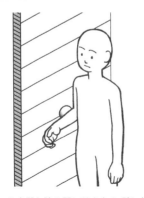

ボールを壁と腕の間にはさんで、壁に押しつけるようにしてトリガーポイントを押す。反対側の手の親指で押してもよい

ここがトリガーポイント！

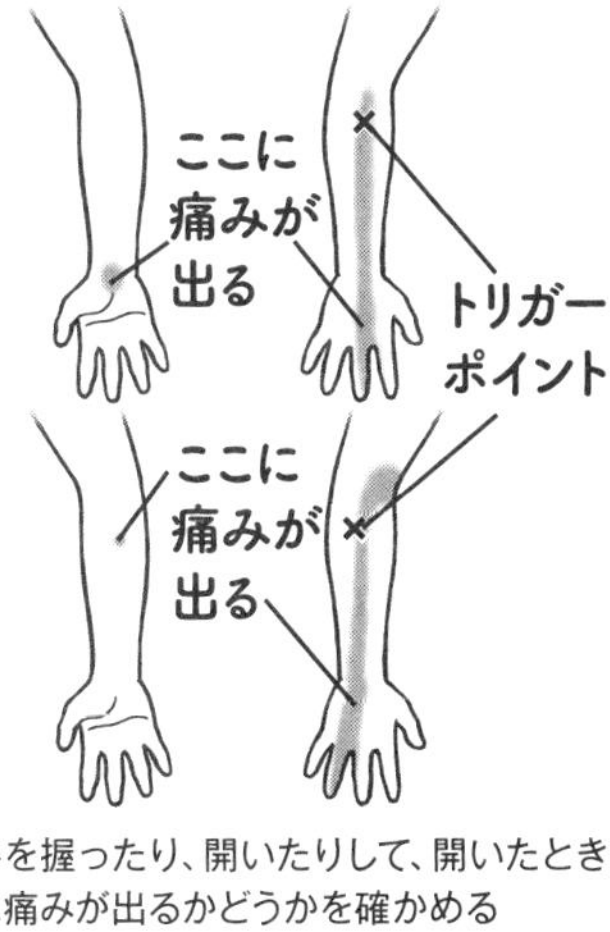

手を握ったり、開いたりして、開いたときに痛みが出るかどうかを確かめる

腕と手の痛み②　前腕の屈筋（浅指屈筋《せんしくっしん》）

「前腕の屈筋」（浅指屈筋）にできたトリガーポイントは、手のひら（手掌《しゅしょう》）の薬指や小指、また中指に痛みが出ることもあります。

指を曲げたときに痛みが出るので、伸筋のときと同様、指を曲げたり伸ばしたりして、曲る動きをしたときに関連痛が出るかどうかを確認します。

屈筋のトリガーポイントによる痛みは、手根管症候群とよく間違えられることがあります。

手根管とは指を動かす腱が通っている、手首にあるトンネルで、ここに炎症が起こって痛みが出るのが手根管症候群です。

しかし整形外科などで手根管症候群と診断されても、実際にはまだ炎症を起こすまでに至っていないこともあります。

そこでトリガーポイントを押して、痛みが改善されるかどうか試してみましょう。痛みが改善すれば、それはトリガーポイントの痛みだったということです。

腕と手の痛みのトリガーポイント②

この筋肉にトリガーポイントがある

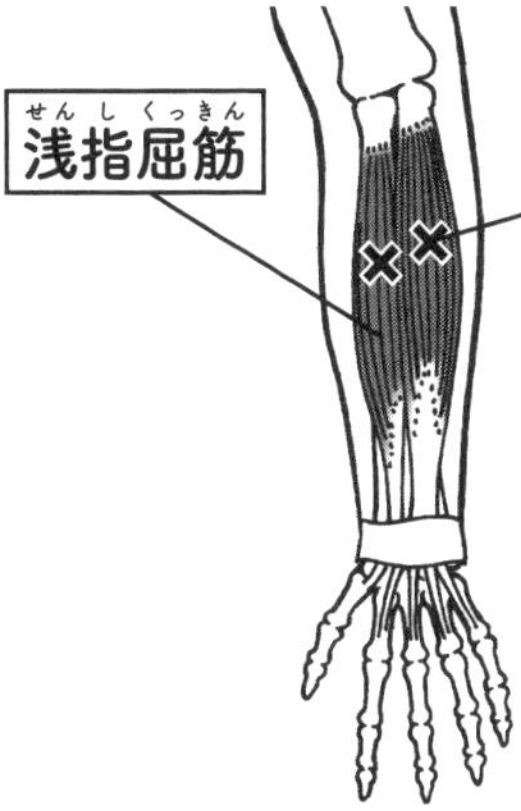

（右下のイラストの関連痛を出すトリガーポイント）

浅指屈筋（前腕の屈筋）は親指以外の4本の指の関節や手首を掌屈する（曲げる）ときに使われる筋肉

トリガーポイントの押し方

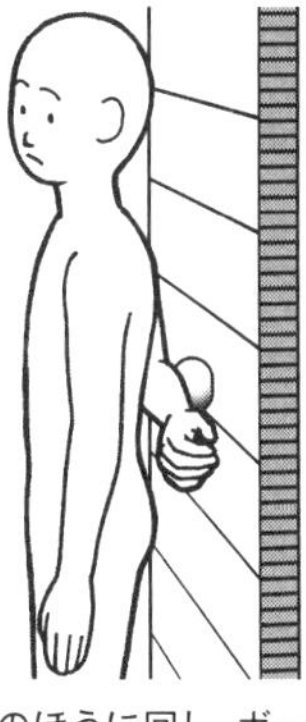

前腕を背中のほうに回し、ボールを壁と腕の間にはさんで、背中で腕を壁に押しつけるようにして押す。反対側の手の親指、あるいは肘で押してもよい

ここがトリガーポイント！

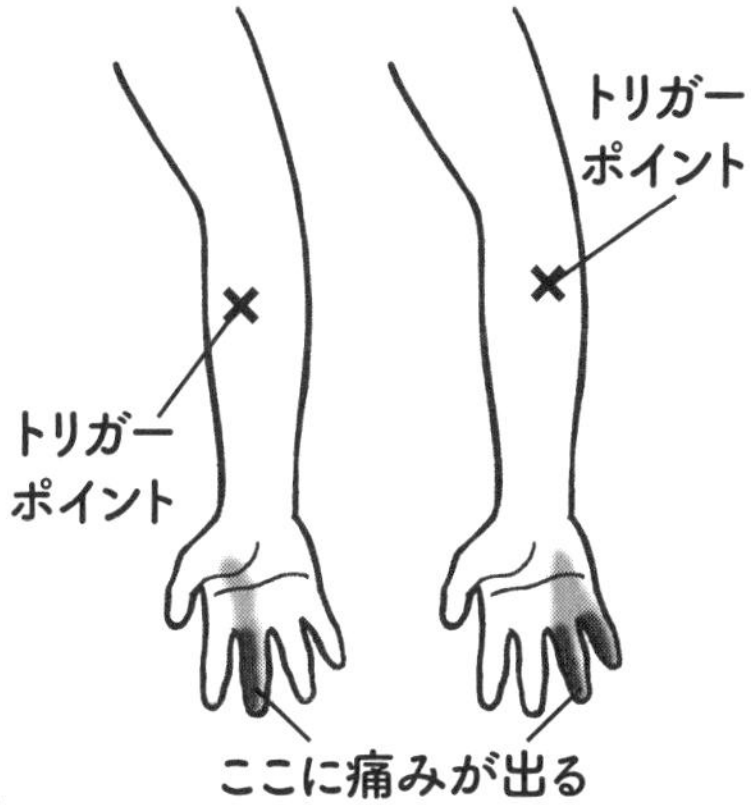

指を曲げ伸ばしをして曲げる動きをしたときに痛みが出るかどうかを確認

手首の親指側の痛み　親指側の屈筋（橈側《とうそく》手根屈筋《しゅこんくっきん》）

専門的な言い方ですが、親指（拇指）側のことを「橈側《とうそく》」、小指側のことを「尺側《しゃくそく》」と言います。橈側の屈筋、すなわち「親指側の屈筋」（橈側手根屈筋）にトリガーポイントが形成されると、手首の手のひら側の親指側に痛みが出ます。

屈筋ですから、手首を親指側に曲げたときに痛みが出ます。手首を曲げたり、伸ばしたりして確認しましょう。さらに、筋肉を指で押して関連痛が出るところを探します。関連痛が出れば、そこがトリガーポイントです。

親指の付け根のあたりに痛みが出る病気に腱鞘炎があります。指の曲げ伸ばしをする腱を包む「腱鞘」に炎症が起こって痛みが出るのですが、橈側手根屈筋のトリガーポイントによる痛みは腱鞘炎と間違えられることがあります。

この場合も、炎症が起っていなければ、トリガーポイントの痛みです。まずはトリガーポイントを押して、痛みが改善されるかどうかを試してみましょう。整形外科に行くのはそれからでも遅くはありません。

手首の小指側の痛みのトリガーポイント

この筋肉にトリガーポイントがある

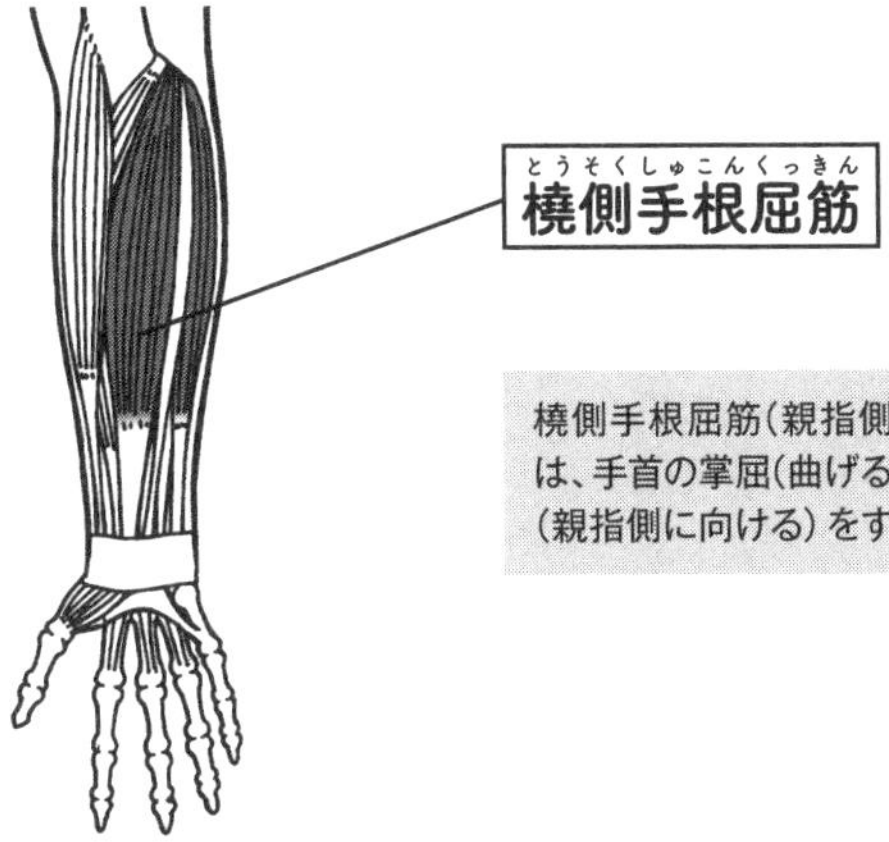

橈側手根屈筋（親指側の屈筋）は、手首の掌屈（曲げる）や橈屈（親指側に向ける）をする筋肉

トリガーポイントの押し方

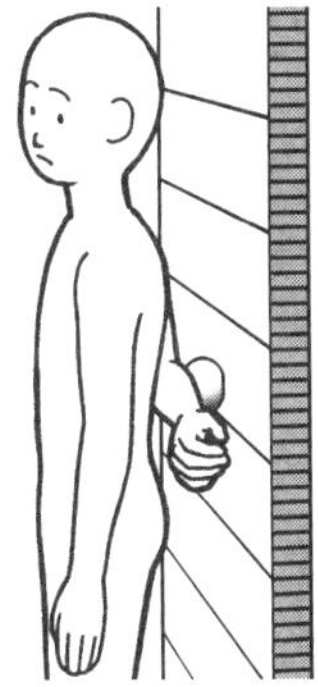

103ページと同じように、前腕を背中のほうに回し、ボールを壁と腕の間にはさんで、背中で腕を壁に押しつけるようにして押す。反対側の手の親指で押してもよい

ここがトリガーポイント!

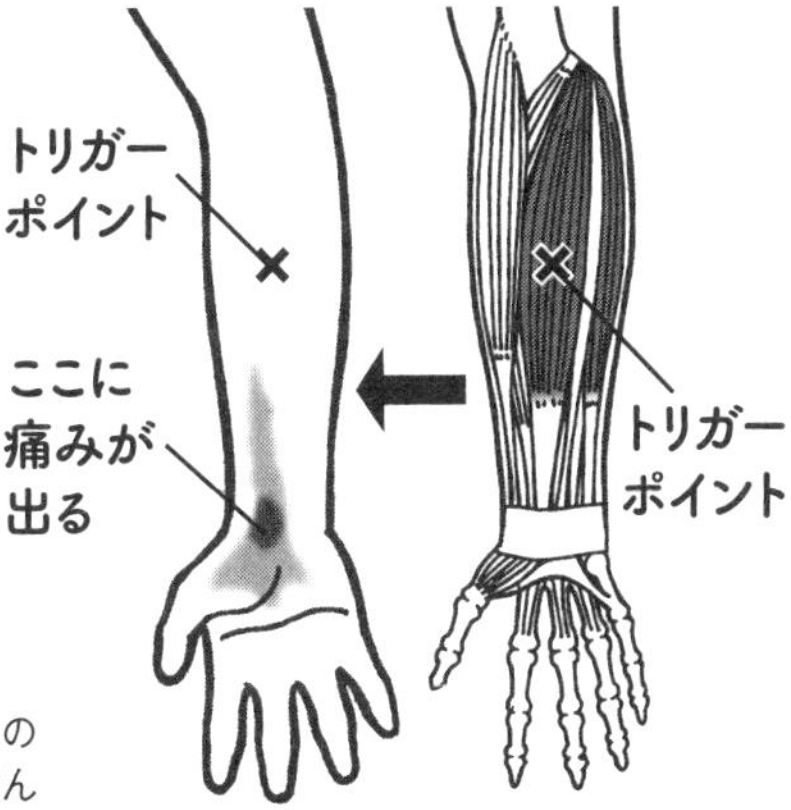

手首を曲げたり、伸したりして、手首を曲げたときに痛みが出ることを確認する

手首の小指側の痛み　小指側の屈筋（尺側手根屈筋《しゃくそくしゅこんくっきん》）

橈側（親指側）に対して、小指側が尺側です。「小指側の屈筋」（尺側手根屈筋）にトリガーポイントができると、手首の手のひら側の小指側のほうに痛みが出ます。

この筋肉も屈筋なので、痛みが出るのは手首を曲げたときです。また筋肉の位置としては、小指側になります。

現実的な痛みの対処法としては、橈側と尺側を区別することよりも、関連痛が出るトリガーポイントを見つけることです。

具体的には、腕の手のひら側の筋肉を指で、あるいは肘で押しながら、手首に痛みが出るところを探します。関連痛が出れば、そこがトリガーポイントです。

この他にも、指を動かす筋肉はたくさんあり、本書ではすべて掲載できませんが、手首や手、指のトリガーポイントを見つけるには、握った動作をするときに痛いか、開いた動作をするときに痛いかを見極めることです。そうすれば、腕の筋肉のトリガーポイントはだいたい見つけることができます。

手首の親指側の痛みのトリガーポイント

この筋肉にトリガーポイントがある

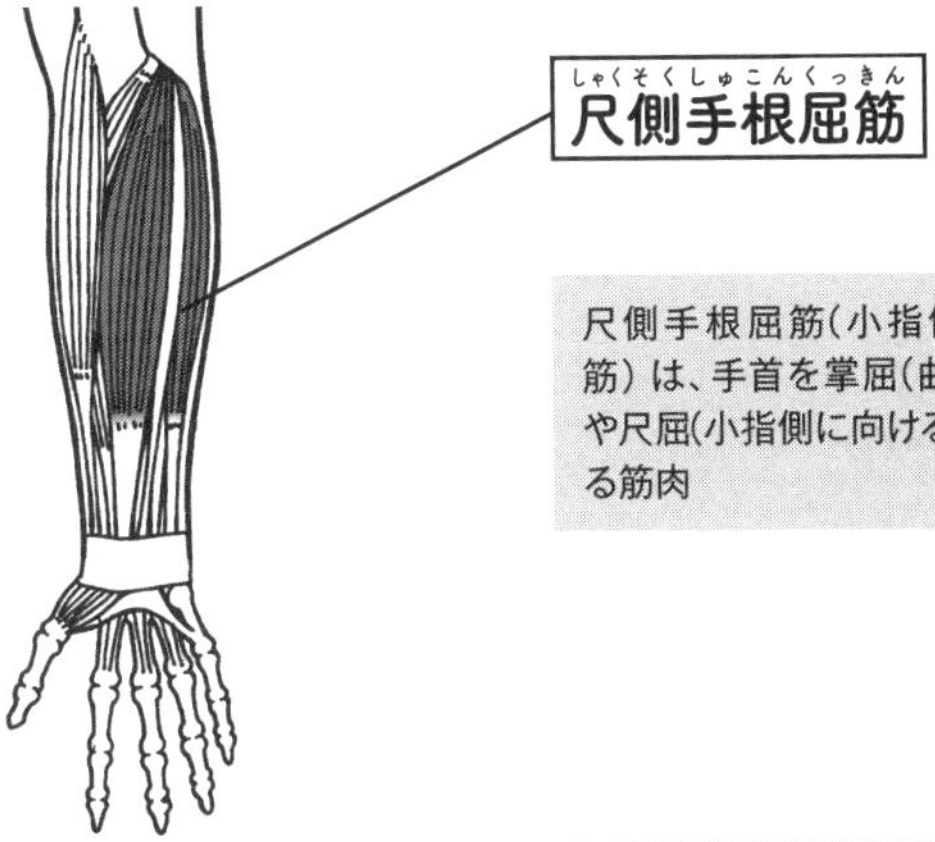

尺側手根屈筋（小指側の屈筋）は、手首を掌屈（曲げる）や尺屈（小指側に向ける）をする筋肉

トリガーポイントの押し方

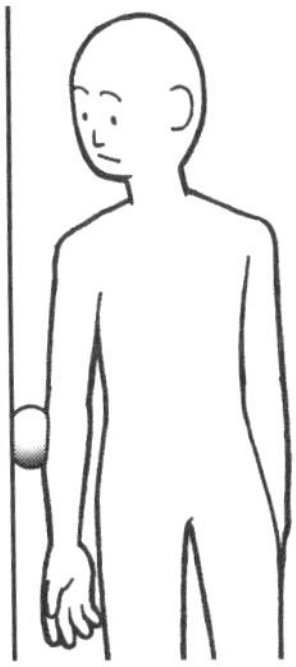

ボールを壁と腕の間にはさんで、トリガーポイントを壁に押しつけるようにして押す。反対側の手の親指で押してもよい

ここがトリガーポイント！

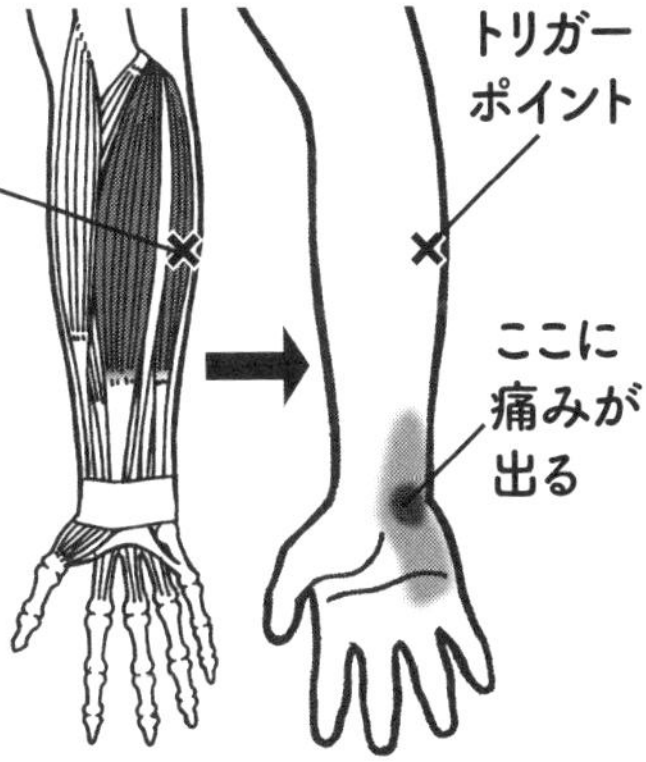

手首を曲げたり、伸ばしたりして、手首を小指側に曲げたときに痛みが出ることを確認する

肘の痛み① 前腕の伸筋（総《そう》指《し》伸筋《しんきん》）

肘の痛みのトリガーポイントで、最も多く疑われるのは「前腕の伸筋」（総指伸筋・１００ページ）です。テニス肘やゴルフ肘と呼ばれている肘の痛みの多くは、この伸筋のトリガーポイントである可能性があります。

ゴルフ肘を例にとると、ゴルフクラブは長いので、手首を使った打ち方をすると、てこの原理で腕の筋肉に負担がかかります。その結果、トリガーポイントが形成され、肘に痛みが出るのです。

ただゴルフ肘が炎症による痛みであるのに対し、トリガーポイントの関連痛では炎症が起こっていません。

逆に、痛みを放置しておくと、やがて炎症が起こり、トリガーポイントを押すだけでは痛みをとることができなくなってしまいます。早めのケアが大切です。

またゴルフのやりすぎなど、原因がわかっているなら、筋肉を休めることも必要です。それとともに、トリガーポイントを押すとよいでしょう。

肘の痛みのトリガーポイント①

この筋肉にトリガーポイントがある

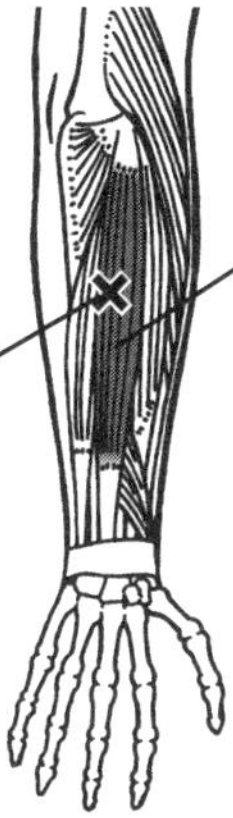

筋肉の解説は101ページ参照

腕と手に痛みを出すことも
→ 101ページ

トリガーポイントの押し方

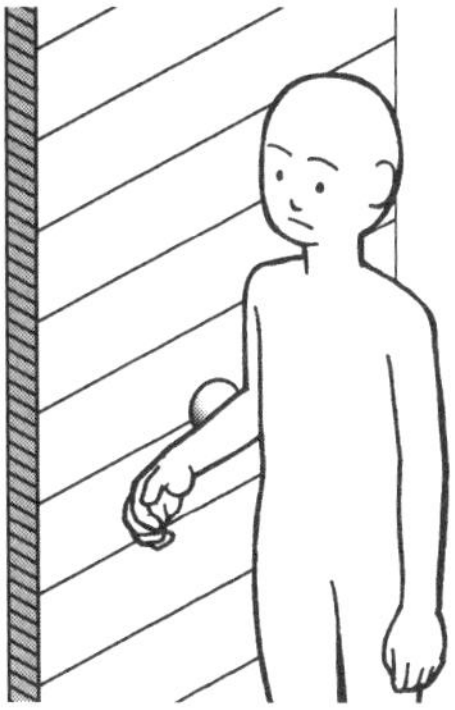

ボールを壁と腕の間にはさんで、壁に押しつけるようにしてトリガーポイントを押す。反対側の手の親指で押してもよい

ここがトリガーポイント！

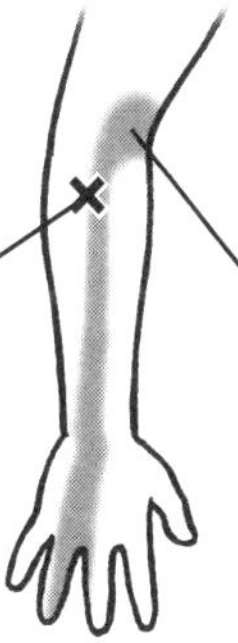

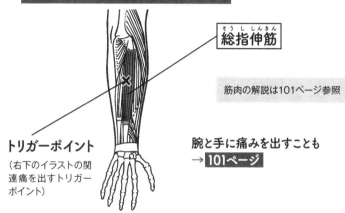

おもに腕と手のトリガーポイントとして知られているが、肘に痛みを出すこともある。手を握って手首を曲げたり伸ばしたりして、伸ばしたときに肘に痛みが出るかどうかを確認

肘の痛み② 肘を曲げる親指側の筋肉（腕橈骨筋《わんとうこつきん》）

肘の痛みで、もう1つ疑われる筋肉が「肘を曲げる親指側の筋肉」（腕橈骨筋）です。「橈」の文字が入っていることからわかるように、親指側の筋肉です。

腕橈骨筋は、肘を曲げるときに使う前腕の大きな筋肉です。肘の痛みの他、親指の付け根に痛みを出すこともあります。

テニス肘やゴルフ肘と呼ばれますが、スポーツをしない人にでも、同じような肘の痛みは起こります。

いずれにしても、炎症が起こっていなければトリガーポイントである可能性が高いので、まず関連痛が出るトリガーポイントを探しましょう。

大事なのは痛みの原因となっている筋肉を特定することではなく、トリガーポイントを見つけることです。

トリガーポイントが見つかったら、そこを反対側の手のこぶしなどで、押せば痛みは改善します。

肘の痛みのトリガーポイント②

この筋肉にトリガーポイントがある

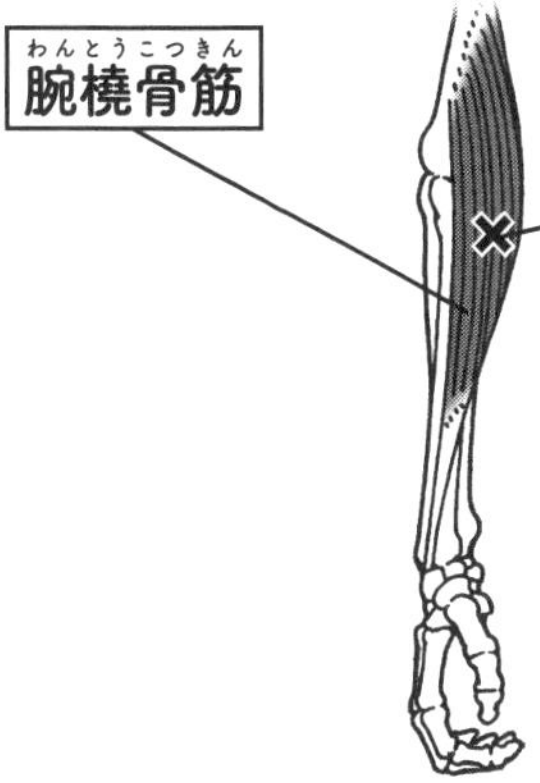

トリガーポイント

（右下のイラストの関連痛を出すトリガーポイント）

腕橈骨筋（肘を曲げる親指側の筋肉）は、肘を曲げる前腕の大きな筋肉

トリガーポイントの押し方

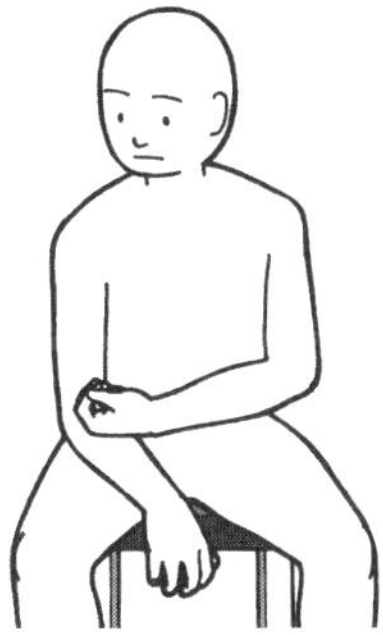

手を軽く握り、指の第2関節の出っ張ったところを使って押したり、こするようにする

ここがトリガーポイント！

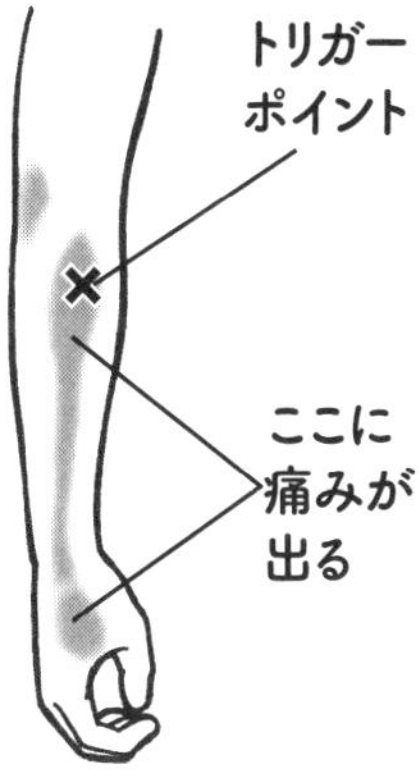

肘を曲げたとき、肘だけでなく手の親指側に痛みが出ないかも確認する

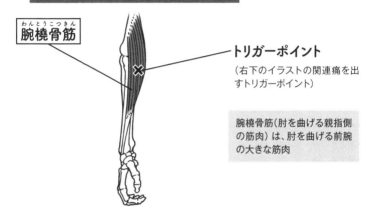

コラム

テニス肘、ゴルフ肘の原因は不明？

テニス肘やゴルフ肘の正しい病名は「上腕骨外側上顆炎」と言います。物を持ち上げる動作や、タオルを絞る動作をすると、肘の外側から前腕にかけて痛みが出るのが特徴です。

中高年以降のテニスやゴルフが趣味の人に多いため、一般的にはテニス肘、ゴルフ肘と呼ばれていますが、現代の医学では、原因について十分に解明されていないとも言われています。

しかし、痛みの原因がトリガーポイントだと考えれば、すべて納得できます。つまり、スポーツのやりすぎなどによって、前腕の筋肉に負担をかけ、筋肉にトリガーポイントができたことが原因なのです。

ただ原因がトリガーポイントだったとしても、炎症が起きてしまえば、トリガーポイントを押すだけでは簡単に治せなくなってしまいます。痛みが気になったら、早めにトリガーポイント押しで対処することが大切です。

第6章

背中と胸の痛みのトリガーポイント

背側のトリガーポイントが胸に痛みを出すことも

この章で取り上げる「背中」は、中背部のことです。英語では「ミドルバック」と言います。肩（上背部）より下で、腰（下背部）より上のあたりまでをイメージすればよいでしょう。

背中の痛みのトリガーポイントは、首や肩、背中の筋肉に形成されますが、いずれも背側にある筋肉です。

これらの筋肉にトリガーポイントができる原因の1つが、デスクワークをするときの姿勢です。

特に、パソコン作業をするとき、前かがみの姿勢をとっている人は、これらの筋肉を収縮させ、血流を悪くします。

その結果、筋肉が硬くなり、背中に関連痛を出すトリガーポイントが形成されるのです。

背中の筋肉にできたトリガーポイントは、背中に痛みを出すだけでなく、胸に痛みを出すこともあります。心臓などの持病がないのに、胸に痛みが出る場合、背中の筋肉のトリガーポイントが原因かもしれません。

また胸の痛みのトリガーポイントは胸の筋肉にできることもあるので、背中にトリガーポイントが見つからなければ、胸の筋肉のトリガーポイントがないか、探してみる必要があります。

デスクワークの姿勢が原因で背中に痛みが出ている人は、ときどきストレッチをして、背側の筋肉をゆるめることも必要です。

さらに背側の筋肉にトリガーポイントができる原因が、普段の姿勢の悪さにあることも珍しくありません。

例えば、ねこ背の姿勢をずっととっていると、背側の筋肉が酷使されるので、トリガーポイントができやすくなります。

ねこ背の原因の1つに、体を起こす背中の筋肉（脊柱《せきちゅう》起立筋《きりつきん》）の弱さがあります。体を起こすのがつらいため、背中が丸まってしまうのです。このような人には、背中の筋肉を鍛えるトレーニングも有効です。

背中の痛み①　体を起こす背中の筋肉（脊《せき》柱《ちゅう》起《き》立《りつ》筋《きん》）

背中の痛みのトリガーポイントで、まず疑われるのは「体を起こす背中の筋肉」（脊柱起立筋）です。

脊柱起立筋は、首から腰にかけて、背骨（脊柱）の左右に走っている筋肉群で、解剖学的には最長筋と腸肋筋に分かれます。

最長筋は内側にある筋肉で、腸肋筋は外側の筋肉ですが、トリガーポイントを探す際、この2つを区別することはできません。トリガーポイントができるのは、脊柱起立筋と覚えておけばよいと思います。

脊柱起立筋のトリガーポイントの関連痛は、おもに背中に出ますが、お尻に出ることもあります（第7章を参照）。

トリガーポイントを押す方法としては、ボールを壁につける方法が最も効果的です。その際、ボールを長い靴下に入れると、ボールが安定するので、トリガーポイントをしっかり押すことができます。

背中の痛みの痛みのトリガーポイント①

トリガーポイントと関連痛のパターン①

（最長筋のトリガーポイントと関連痛）

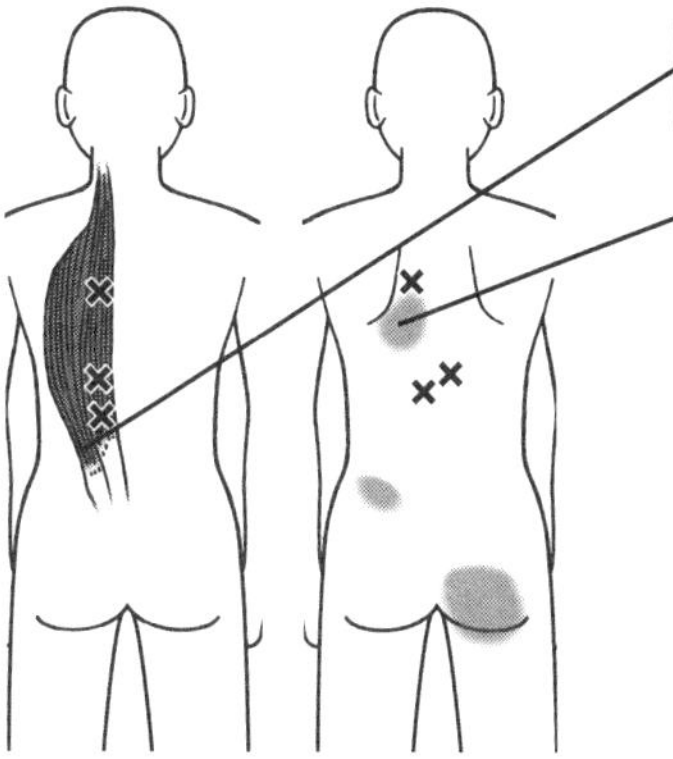

脊柱起立筋（体を起こす背中の筋肉）は、脊柱（背骨）の左右に起こる筋肉群で、外側の腸肋筋、内側の最長筋に分かれる。姿勢を正しく保つ働きがある

腰やお尻に痛みを出すことも
→ 132ページ

トリガーポイントの押し方

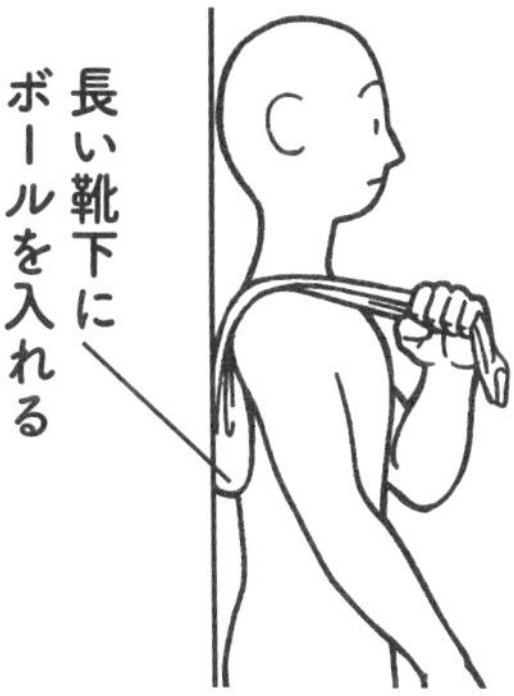

長い靴下にボールを入れて壁につけ、背中を押しつけるようにしてトリガーポイントを押す

トリガーポイントと関連痛のパターン②

（腸肋筋のトリガーポイントと関連痛）

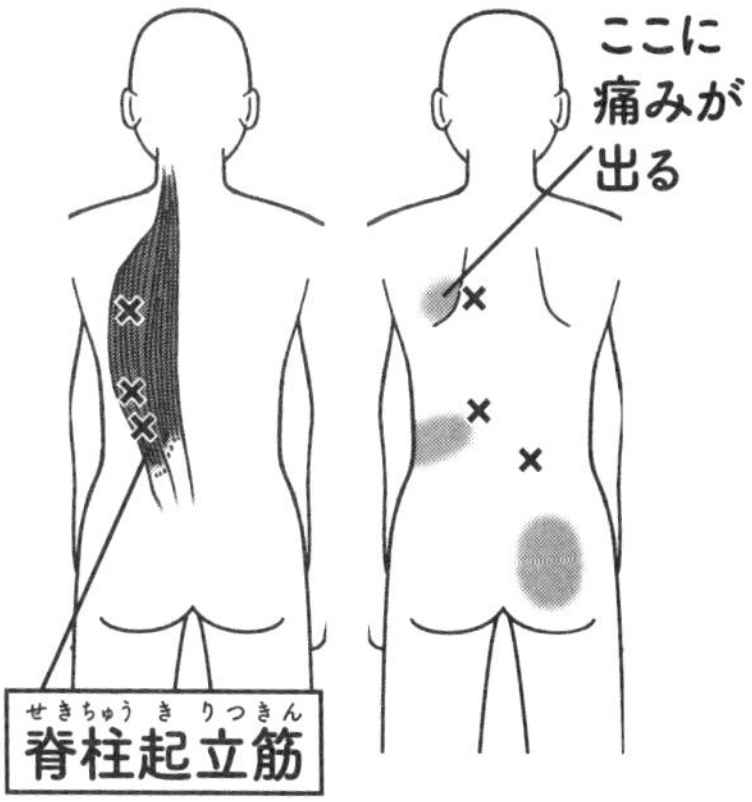

背中の痛み② 首から背中にかけての筋肉（半棘筋《はんきょくきん》）

第3章の後頭部の痛みのトリガーポイントとして紹介した頭半棘筋（64ページ）は、頸半棘筋へとつながっていますが、背中の痛みのトリガーポイントは頭半棘筋の1番下のほうから頸半棘筋にかけて形成されます。

しかし、頭半棘筋と頸半棘筋を区別することは、痛みを改善する目的ではあまり意味がありません。そこで「首から背中にかけての筋肉」（半棘筋）としました。

前かがみで下をずっと向いて作業をすると、半棘筋が収縮するので、デスクワークが多い人はトリガーポイントができやすくなります。

このときトリガーポイントが頭に近いほうにできれば後頭部に、首のほうにできれば肩や背中に関連痛が出ます。同じ作業をしていても、どこにトリガーポイントができるかは、人によって異なります。

トリガーポイントに押し方は、指先をトリガーポイントに当て、もう一方の手で支えながら、首の骨に沿って押していきます。

背中の痛みのトリガーポイント②

この筋肉にトリガーポイントがある

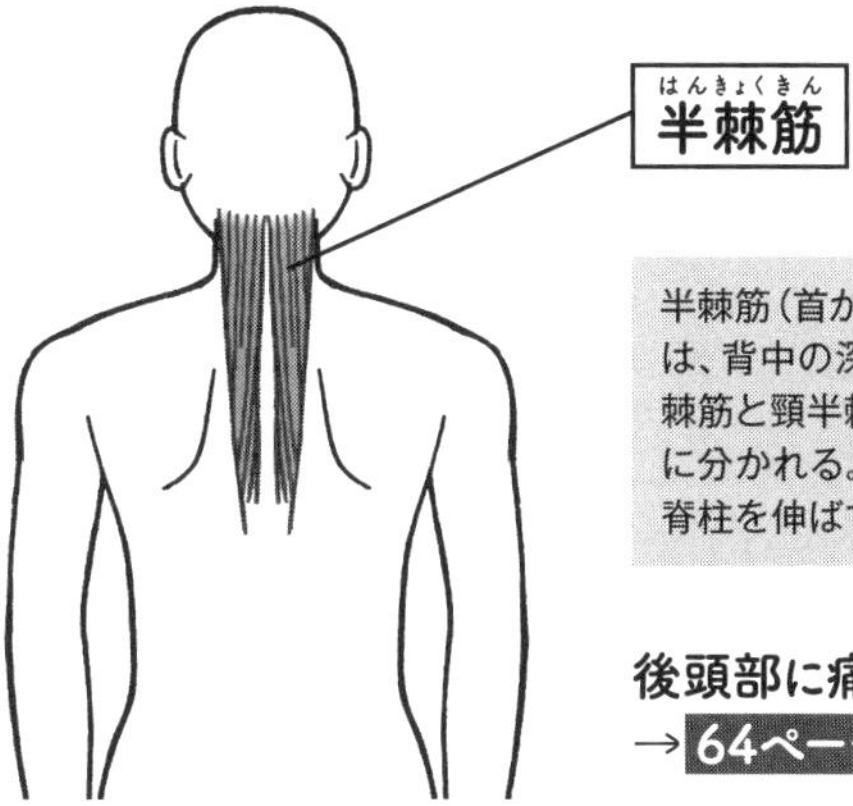

半棘筋（首から背中にかけての筋肉）は、背中の深層にある筋肉で、頭半棘筋と頸半棘筋、さらには胸半棘筋に分かれる。頭を後ろに引きながら脊柱を伸ばす働きがある

後頭部に痛みを出すことも
→64ページ

トリガーポイントの押し方

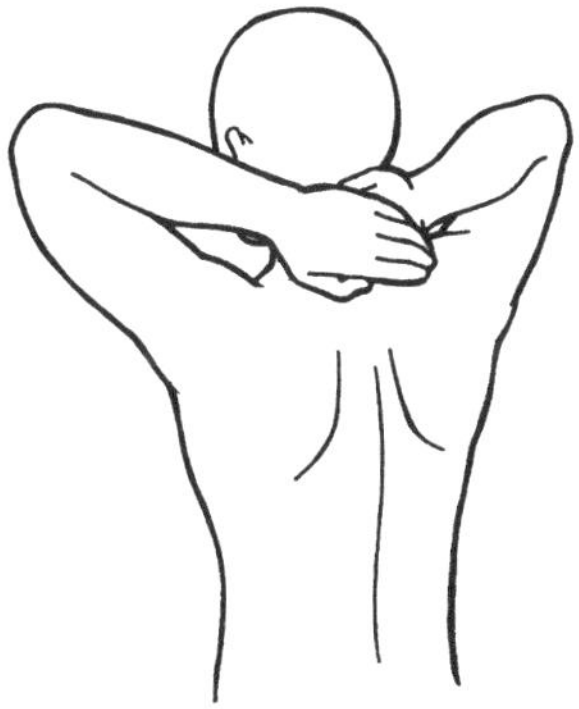

両手を首の後ろに置き、親指以外の4本の指をトリガーポイントにあて、もう一方の手で補助しながら、背骨に沿って押す。反対側を行うときは手を代える

ここがトリガーポイント！

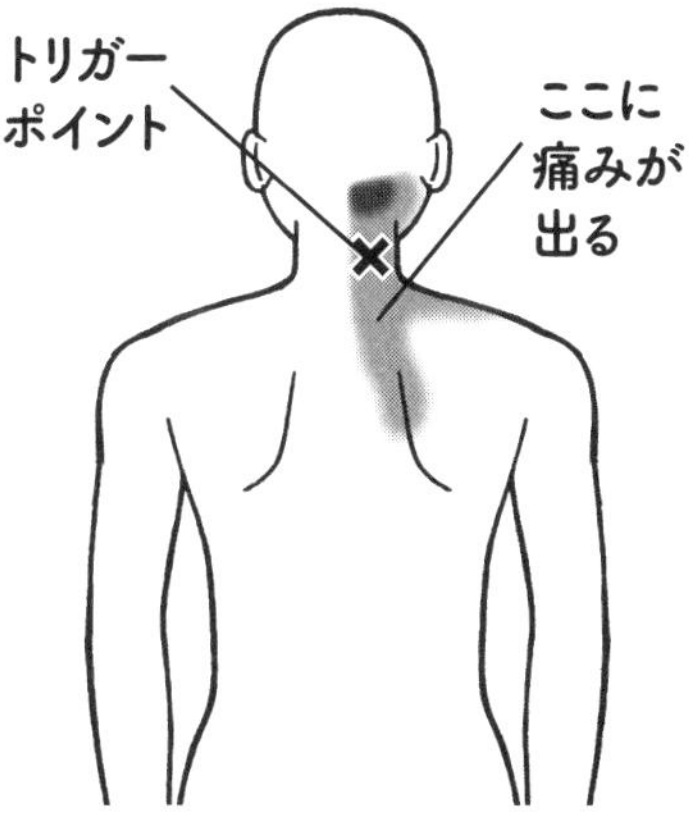

背中の痛み③ 肩甲骨の内側の筋肉（菱形筋《りょうけいきん》）

肩甲骨の内側に痛みが出たときは、「肩甲骨の内側の筋肉」（菱形筋）のトリガーポイントが疑われます。

菱形筋のトリガーポイントの特徴は、この筋肉から離れた場所に痛みを出さないことです。

つまりトリガーポイントができる筋肉と、関連痛が出る場所がほぼ重なっているのです。しかし、これもトリガーポイントの1つです。

ただ痛みを改善する目的であれば、トリガーポイントのことは考える必要はなく、こって硬くなった筋肉をゆるめるだけでよいのです。

菱形筋に負担をかける姿勢は、ねこ背です。ねこ背で肩甲骨の内側に痛みが出る人は、この筋肉のこりが原因と考えて間違いないでしょう。

こった筋肉の押し方は、背中を押すことができる器具を用いるのが最も効果的ですが、ボールを使って肩甲骨を動かすようにして、筋肉をゆるめる方法もあります。

背中の痛みのトリガーポイント③

この筋肉にトリガーポイントがある

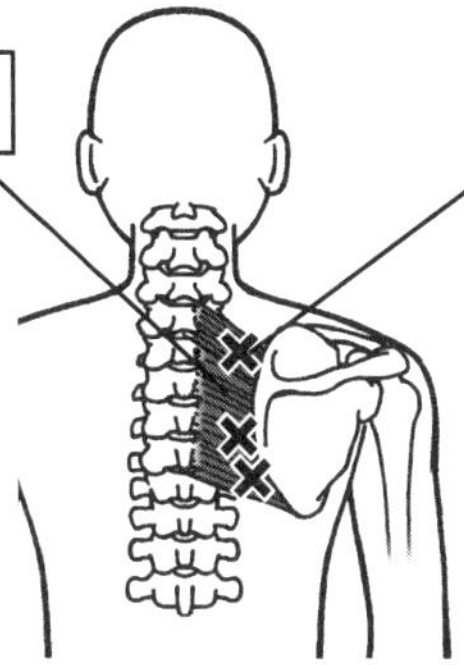
菱形筋《りょうけいきん》
（右下のイラストの関連痛を出すトリガーポイント）

菱形筋（肩甲骨の内側の筋肉）は、肩甲骨の内側にある筋肉で、肩甲骨を背骨へ寄せて、胸を張る動きをするときに使われる

トリガーポイントの押し方

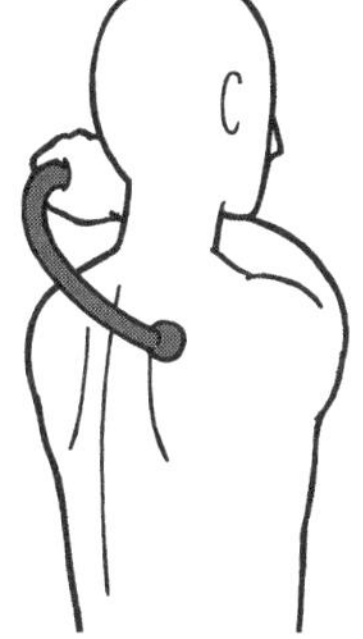

深いところにある筋肉なので、強く押せるセラケイン（41ページ）や同じような器具を用いるのが効果的。器具がなければ、壁と背中の間にボールを置いて押してもよい

ここがトリガーポイント！

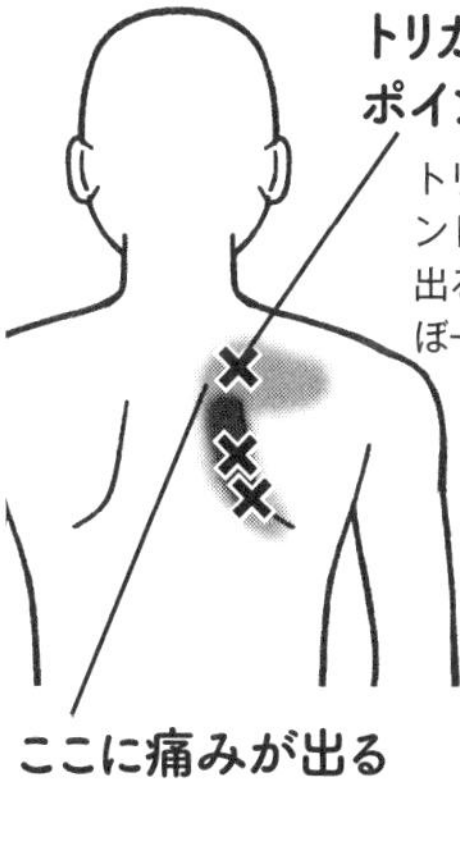
トリガーポイントと痛みの出る部位がほぼ一緒

背中の痛み④　肩甲骨の真下の筋肉（上後鋸筋《じょうごきょきん》）

「肩甲骨の真下の筋肉」（上後鋸筋）のトリガーポイントは、非常に激しくて持続的な痛みを肩甲骨のまわりに出すほか、腕や胸にも出すことがあります。

深い部分にある筋肉なので、初心者が押すのは難しいのですが、背中を押す器具などを用いて、痛みが改善されるなら、続けてもかまいません。

ただ腕や胸にまで痛みが出ている場合は、トリガーポイントに詳しい施術者に診てもらったほうがよいでしょう。

X線画像で頚椎に異常がないのに肩や腕に痛みがあって、消炎鎮痛剤を常用している人で、原因を調べていったら「上後鋸筋のトリガーポイントだった」ということも珍しくありません。

また上後鋸筋にトリガーポイントができる主な原因の1つが、ねこ背です。痛みが改善しても、ねこ背を直さないと、痛みが再発する可能性があります。

背中の痛みのトリガーポイント④

この筋肉にトリガーポイントがある

（右下のイラストの関連痛を出すトリガーポイント）

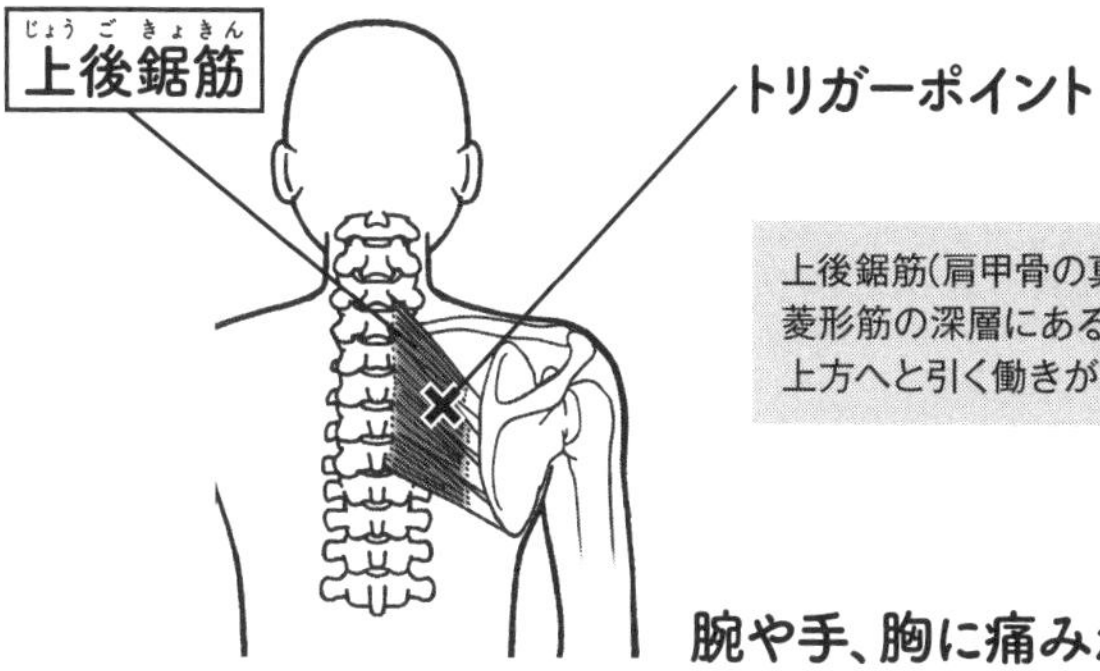

上後鋸筋（肩甲骨の真下の筋肉）は、菱形筋の深層にある筋肉で、肋骨を上方へと引く働きがある

腕や手、胸に痛みが出ることも

トリガーポイントの押し方

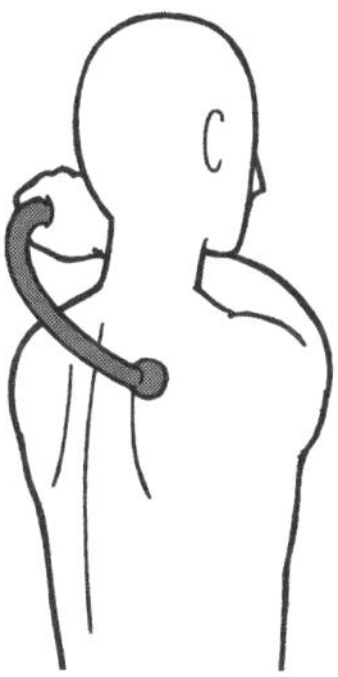

菱形筋よりも深いところにある筋肉なので、強く押せるセラケイン（41ページ）や同じような器具で押すのがよい

ここがトリガーポイント！

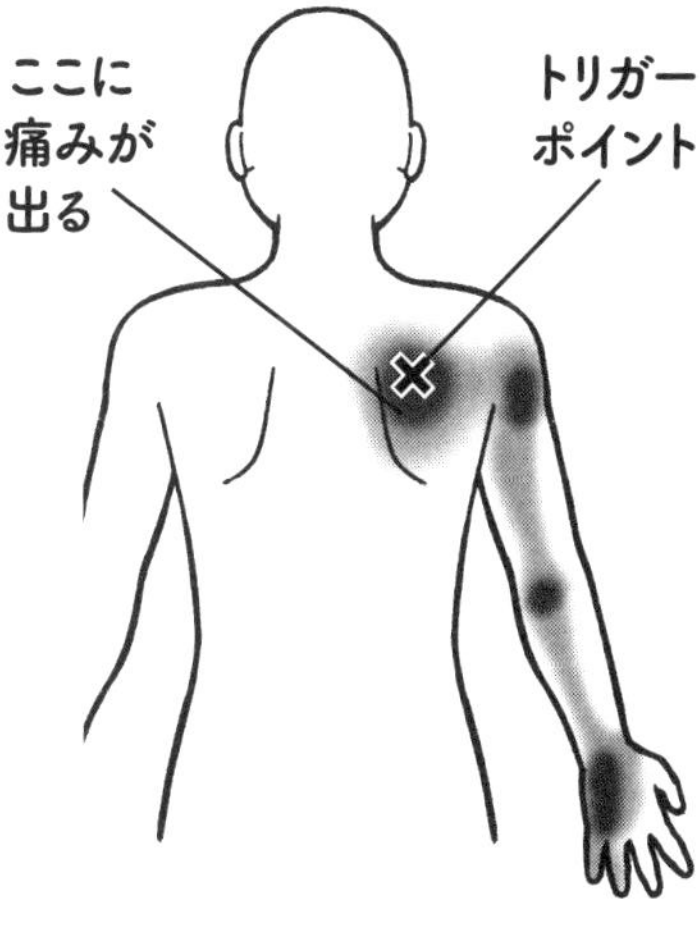

胸の痛み① 体を起こす背中の筋肉（脊柱起立筋《せきちゅうきりつきん》）

「体を起こす背中の筋肉」（脊柱起立筋・116ページ）のトリガーポイントは、胸に痛みを出すこともあります。

胸に痛みを出すのは、脊柱起立筋の胸のあたりの筋肉です。脊柱起立筋は最長筋と腸肋筋があると言いましたが、胸の腸肋筋が「胸腸肋筋」です。背骨と肋骨がつながっているところの筋肉にあたります。

この筋肉のトリガーポイントは、胸、背中、下腹部などに関連痛を出します。心臓のある左側の胸に痛みが出ると、心配になりますが、特に心臓に問題がないのであれば、脊柱起立筋のトリガーポイントが疑われます。

いつも重いリュックを背負っている人は、脊柱起立筋にトリガーポイントができやすくなります。特に肩の筋肉が少ない人の場合、リュックがずり落ちないように、肩をつねに上げているため、背中の筋肉が短縮し、トリガーポイントが形成されるのです。普段、どんなカバンを使っているか、チェックしてみましょう。

胸の痛みのトリガーポイント①

ここがトリガーポイント①

（胸腸肋筋のトリガーポイント）

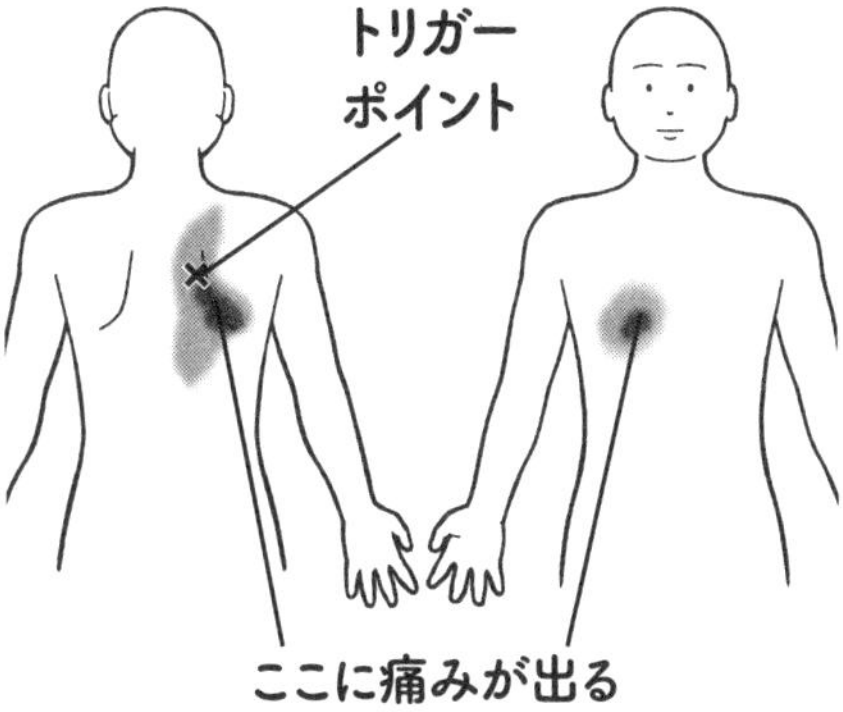

脊柱起立筋にトリガーポイントがある

筋肉図と筋肉の解説は117ページを参照

トリガーポイントの押し方

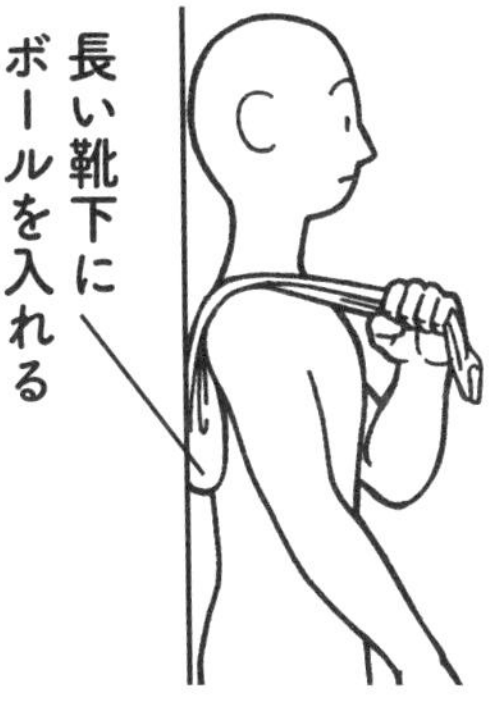

117ページと同じように、長い靴下にボールを入れて壁につけ、背中を押しつけるようにしてトリガーポイントを押す

ここがトリガーポイント②

（胸腸肋筋のトリガーポイント）

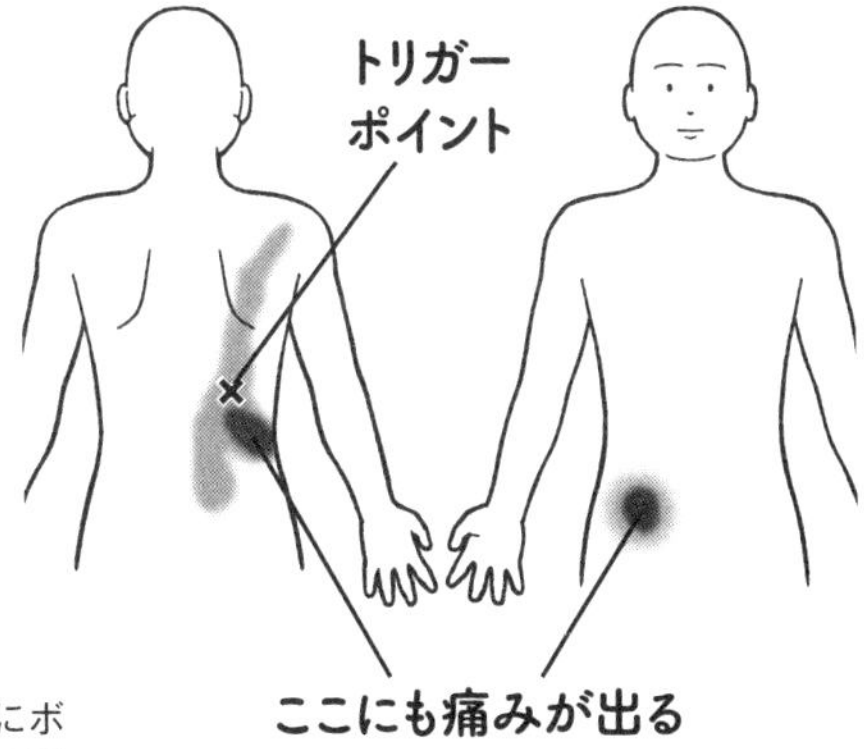

胸の痛み② 胸の筋肉（大胸筋《だいきょうきん》）

胸の痛みが脊柱起立筋のトリガーポイントでなければ、「胸の筋肉」（大胸筋）のトリガーポイントが疑われます。大胸筋は肋骨についている胸の筋肉ですが、この筋肉も重いリュックを背負う人にトリガーポイントができやすいのです。

胸の痛み①でも説明しましたが、肩の筋肉が少ない人は、リュックがずり落ちないように、無意識のうちに肩を上げようとしています。その際、胸を反らす姿勢を取ると、胸の筋肉が短縮するのです。

また、ねこ背は肩を前に引っ張るような姿勢になるため、胸の筋肉がいつも縮んでいると同時に、背中の筋肉にも負担をかけています。

このため、胸の筋肉にも、背中の筋肉にもトリガーポイントができる可能性があるのです。

なお脊柱起立筋のトリガーポイントが、胸に痛みを出すとき、トリガーポイントと背部での痛みが出るところは、ほぼ一致しています。

胸の痛みのトリガーポイント

トリガーポイントと関連痛のパターン①

（大胸筋のトリガーポイントと関連痛・男性）

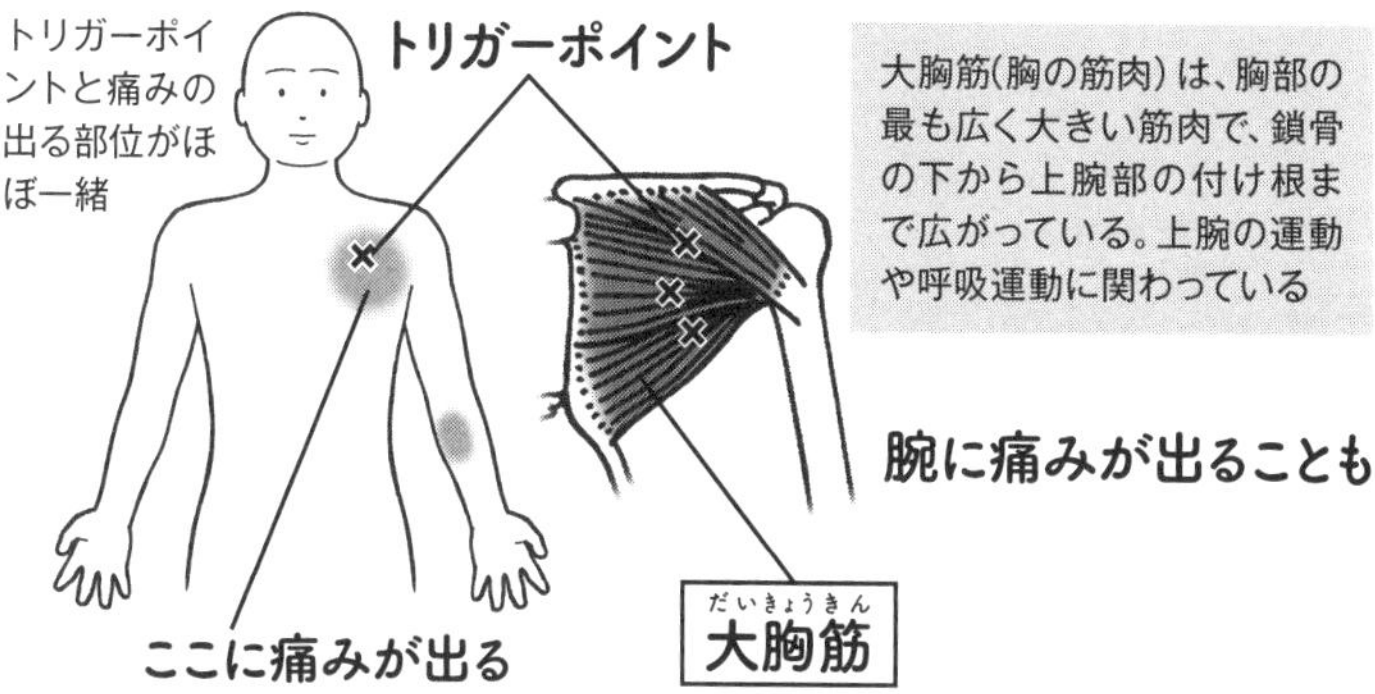

大胸筋（胸の筋肉）は、胸部の最も広く大きい筋肉で、鎖骨の下から上腕部の付け根まで広がっている。上腕の運動や呼吸運動に関わっている

トリガーポイントの押し方

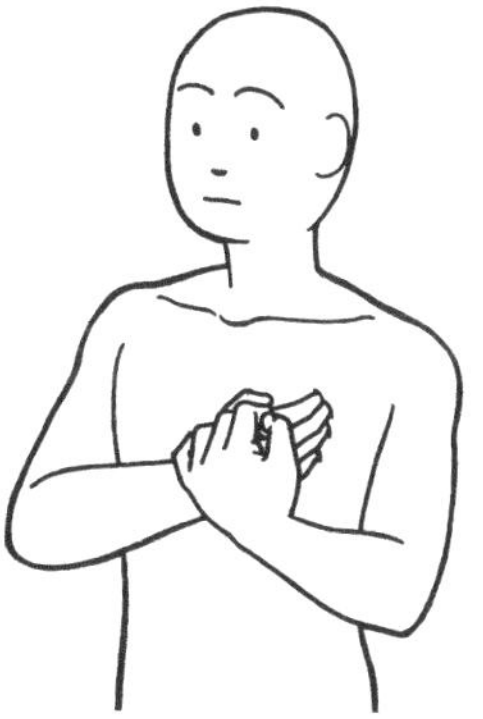

親指を除く4本の指を胸のトリガーポイントに当て、もう一方の手を補助に添え、回すようにして押す

トリガーポイントと関連痛のパターン②

（大胸筋のトリガーポイントと関連痛・女性）

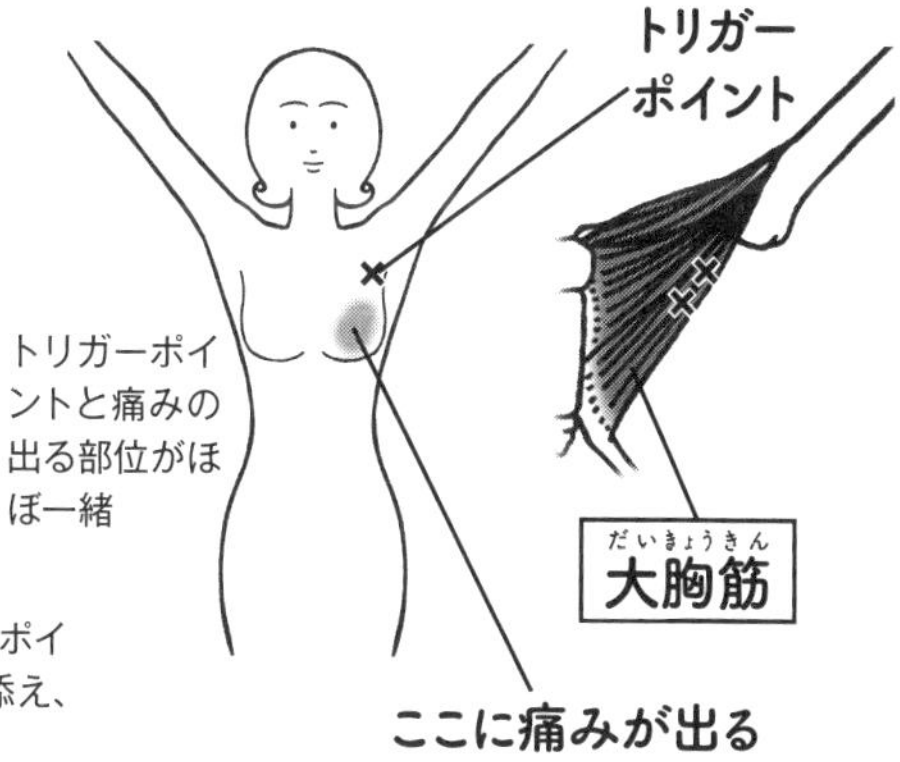

コラム

胸の痛みは心臓疾患がないか確かめる

胸の痛みは、心臓のあたりが痛むので心配する人も多いと思いますが、背中の筋肉や胸の筋肉のトリガーポイントであることも多いのです。

とはいえ、一般の人が心臓病かどうかを判断するのは難しいので、必ず医療機関で心臓疾患がないことを確認してから、トリガーポイントを探してください。

右胸の筋肉には不整脈を引き起こすトリガーポイントが形成されることがあります。また心臓病が原因で、胸の筋肉にトリガーポイントを形成することもあるため、胸の痛みの素人判断は危険です。

この他、心臓に原因がないのに、胸が痛くなる病気に「肋間神経痛《ろっかんしんけいつう》」があります。心臓の痛みと違って、肋骨に沿って痛みが出るという特徴があります。

こうした痛みも筋肉のトリガーポイントである可能性があるので、肋間神経痛と診断され、治療してもなかなか改善しない場合は、トリガーポイントを探してみるとよいかもしれません。

第7章

腰とお尻と鼠径部の痛みのトリガーポイント

腰痛の原因の大半は座りっぱなしと前かがみ

腰は英語ではローワーバック、日本では女性のくびれのある場所を指しますが、日本語の腰とは少し違います。

日本語で言うところの腰は、解剖学的な腰の定義である、腰の骨（腰椎《ようつい》）がある部分と考えるとわかりやすいでしょう。

背骨（脊柱）の一部である腰椎は、5つの骨があります。そして、5番目の腰椎とお尻の骨である仙骨がつながっています。

日本人には、腰痛で悩んでいる人がとても多いのですが、腰椎や椎間板《ついかんばん》（5つの腰椎をつなぐやわらかい組織）などが変形して、腰痛を引き起こすケースはめったにありません。

それ以外は、整形外科では非特異性腰痛（原因が特定できない腰痛）と診断されますが、実際の原因は筋肉のこりによる痛みや、トリガーポイントの痛みです。

このような腰痛を引き起こす原因で最も多いのは、座りっぱなしの生活、そして前かがみの姿勢です。座りっぱなしで、前かがみの姿勢といえば、やはりデスクワークですが、こうした生活習慣の人は腰痛を起こしやすいのです。

腰痛を起こす筋肉はいくつかありますが、どの筋肉かを調べるには、どんな動作をしたときに痛みが出るのかを確かめることです。

例えば、イスから立ち上がるときに痛いのか、重いものを持ったときに痛いのか、それによって、負担をかけている筋肉が絞られてきます。

お尻の筋肉も同様です。お尻には3つのおもな筋肉がありますが、どのような動作をするかで、負担がかかる筋肉も異なります。

また鼠径部《そけいぶ》（太ももの付け根）の痛みがトリガーポイントの関連痛であることもあります。

お尻の痛みや鼠径部の痛みは、いわゆる筋肉痛のこともあります。普段、体を動かさない人が、急にスポーツなどをした後に出る筋肉痛は、2～3日休めば痛みがとれますが、いつまでも痛みがとれない場合は、どこかの筋肉にトリガーポイントができている可能性があります。

腰の痛み① 体を起こす背中の筋肉（脊柱《せきちゅう》起立筋《きりつきん》）

第6章に出てきた「体を起こす背中の筋肉」（脊柱起立筋・116、124ページ）は、肩から腰にまでおよぶ大きな筋肉で、最長筋と腸肋筋に分かれますが、腰痛を起こすのは、胸最長筋や腰腸肋筋です。

前に述べたように、最長筋と腸肋筋を区別することは難しいので、背中から腰にかけての脊柱起立筋にトリガーポイントができると考えてください。

この筋肉にできるトリガーポイントは、腰痛だけでなく、お尻に痛みを出すことがあります。お尻の痛みは、お尻の周辺の筋肉にばかり目を奪われがちですが、背中の筋肉が原因のこともあるのです。

姿勢でいうと、イスから立ち上がったり、座ったりするときに起こる腰痛は、脊柱起立筋である可能性が高いといえます。

原因は座りっぱなしや前かがみなので、デスクワークの多い人は、ときどき立ち上がってストレッチをしたり、ウォーキングなどの運動を行うと予防になります。

腰の痛みのトリガーポイント①

ここがトリガーポイント①

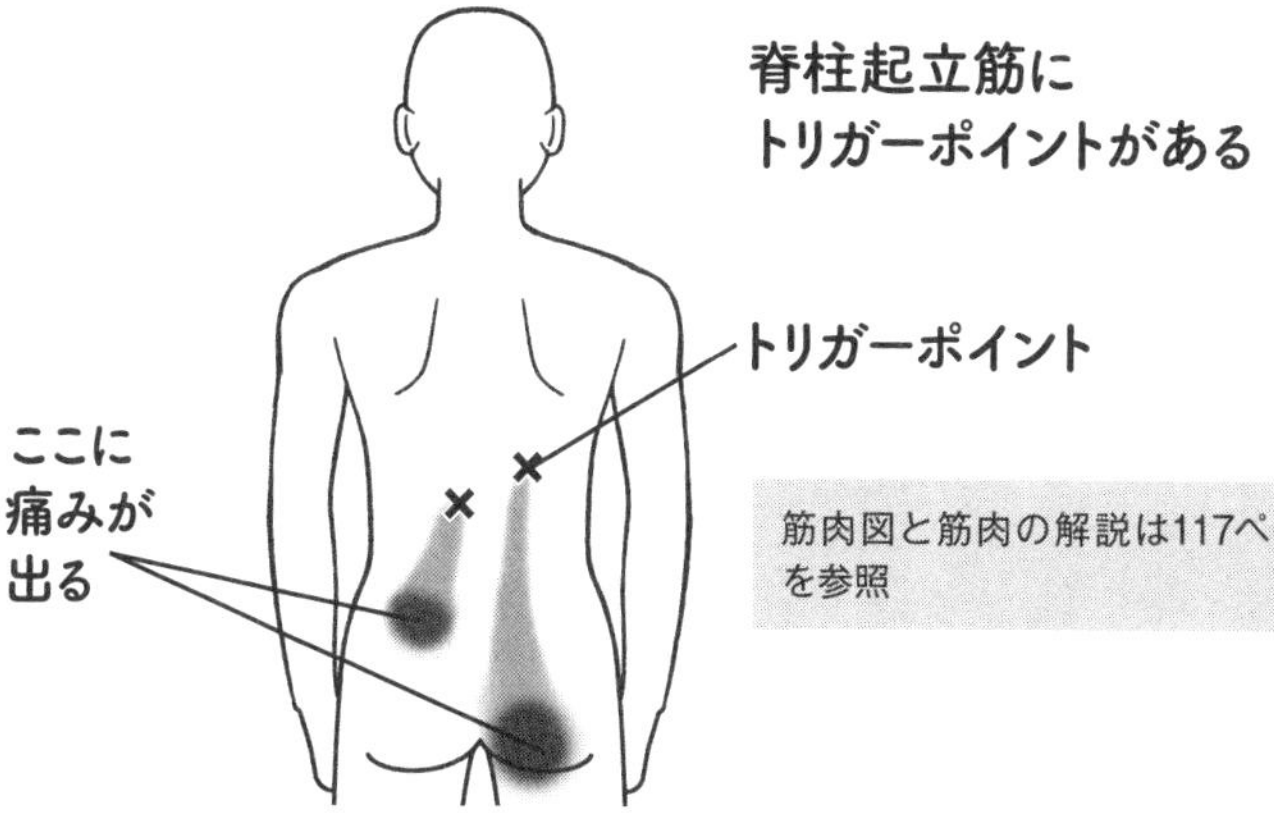

筋肉図と筋肉の解説は117ページを参照

トリガーポイントの押し方

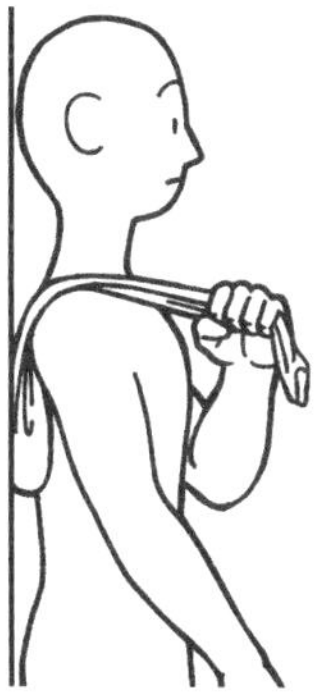

長い靴下にボールを入れて壁につけ、背中を押しつけるようにしてトリガーポイントを押す

ここがトリガーポイント②

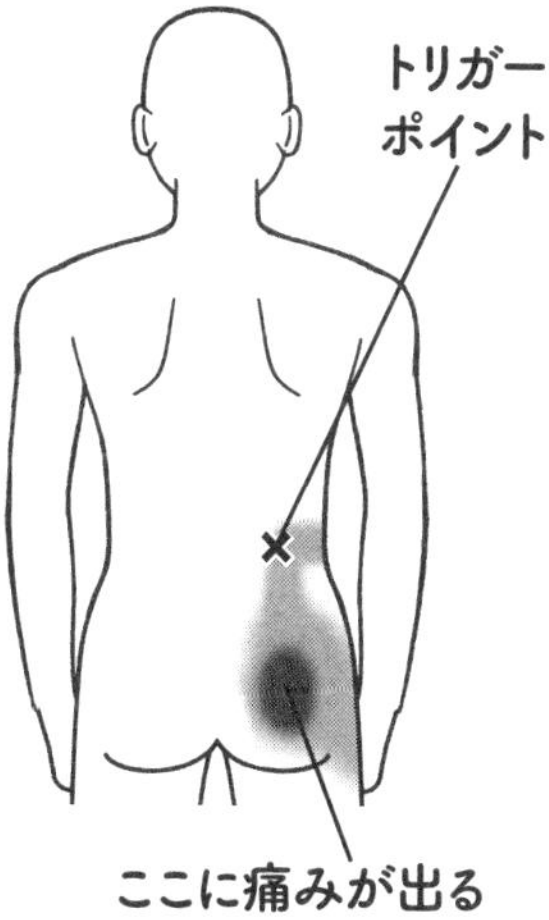

腰の痛み② 腰の筋肉（腰方形筋《ようほうけいきん》）

骨盤から腰の骨（腰椎）にかけてつながっている「腰の筋肉」（腰方形筋）も、腰やお尻に痛みを出すトリガーポイントを作ります。

腰方形筋は、脊柱起立筋のやや外寄りにある背中の筋肉で、片脚を上げると収縮します。

立って左右のウエストのくびれたところに親指を当てて、歩いてみてください。その時左右の筋肉が交互に収縮するのが感じられます。これが腰方形筋です。

腰をひねって腰痛を起こすことがありますが、そのときによく痛めるのが腰方形筋です。痛みで動けなくなって、治療に来る患者さんも珍しくありません。

また物を持ち上げたときにも負担がかかる筋肉なので、重い荷物をよく持つ人はトリガーポイントができやすくなります。

トリガーポイントを探すときは、脚を上げて腰方形筋の位置を確認しながら、関連痛が出るところを探します。

腰の痛みのトリガーポイント②

この筋肉にトリガーポイントがある

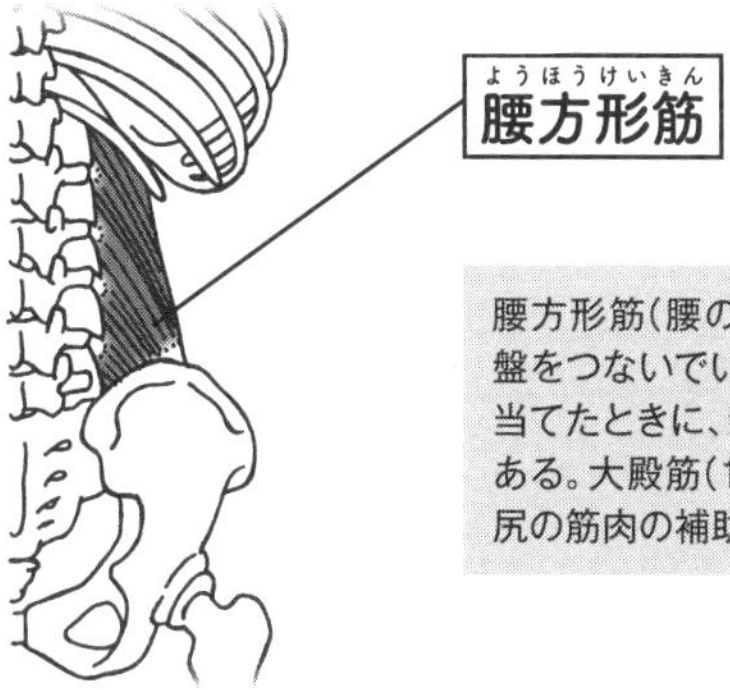

腰方形筋（腰の筋肉）は、肋骨と骨盤をつないでいる筋肉で、腰に手を当てたときに、親指が当たる部分にある。大殿筋（138ページ）など、お尻の筋肉の補助的な働きをする

トリガーポイントの押し方

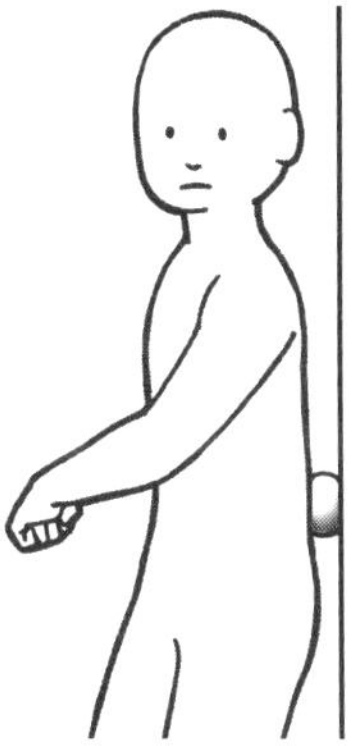

壁にボールをあて、腰ではさむようにして体重をかけ、トリガーポイントを押す。横になった姿勢で、床と腰の間にボールを置いて押してもよい

ここがトリガーポイント！

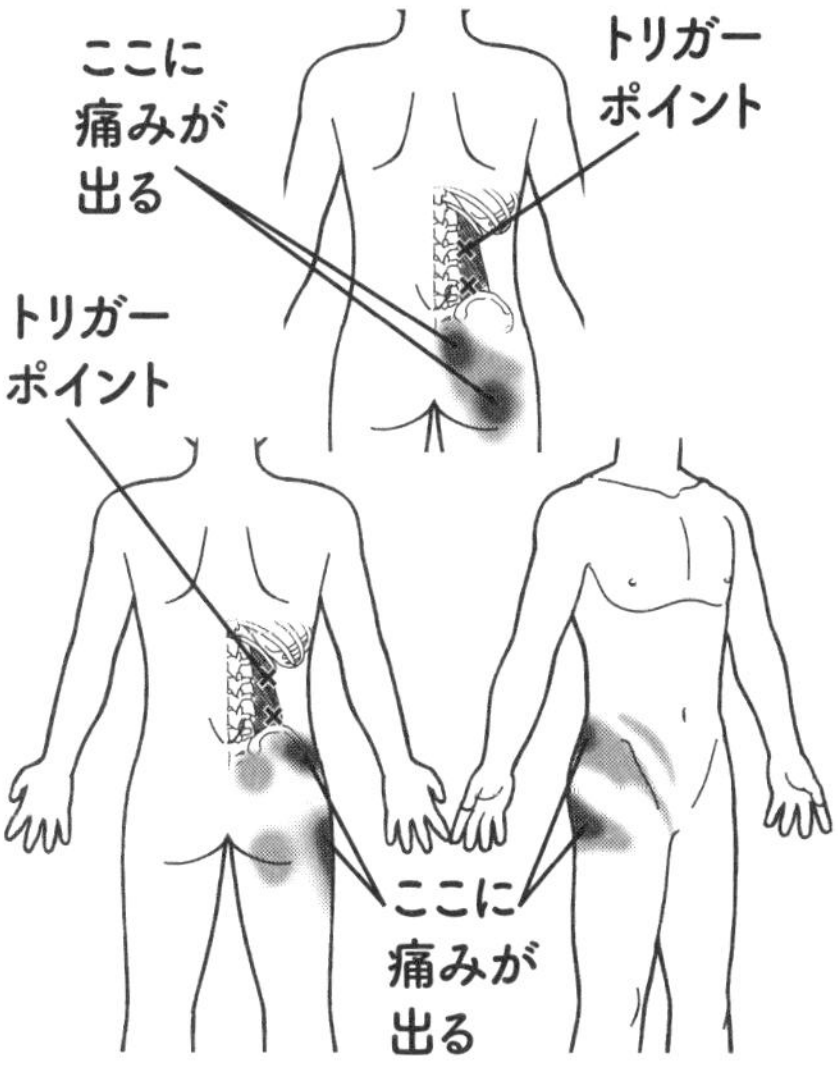

腰の痛み③　背骨を支える筋肉（多裂筋《たれつきん》）

座っているときや立っているとき、背骨（脊柱）をまっすぐに保とうとするときに使われる筋肉が「背骨を支える筋肉」（多裂筋）です。この筋肉も腰やお尻に痛みを出すトリガーポイントを形成します。

背骨の最も深いところにある筋肉ですが、立ち上がって腰をグイと出すときに縮む筋肉なので、この動作をするとどの筋肉かわかります。

多裂筋は、カメラマンなど、重い荷物を持って、背中の筋肉に負担をかけている人が痛めやすい筋肉です。俗に「カメラマン腰痛」といわれますが、多裂筋のトリガーポイントが原因になっていることもあります。

しかし多裂筋にトリガーポイントができる原因で1番多いのは、やはり座りっぱなしの生活や前かがみの姿勢です。結果的に、どの筋肉にトリガーポイントができるかは、その人のクセなどによって異なりますが、多裂筋もその1つです。予防のために、ストレッチやウォーキングなどの運動を心がけましょう。

腰の痛みのトリガーポイント③

この筋肉にトリガーポイントがある

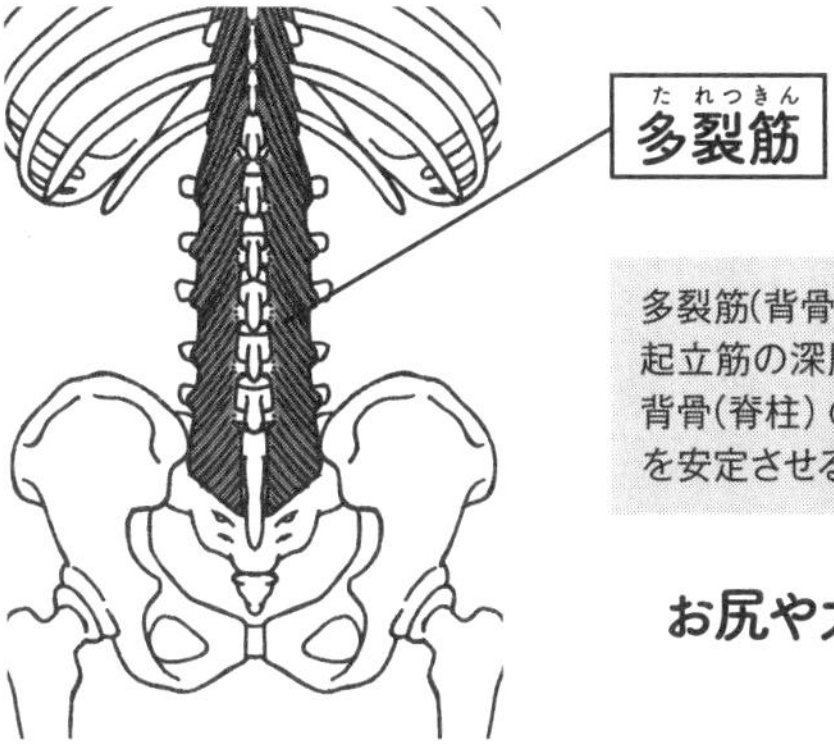

多裂筋(背骨を支える筋肉)は、脊柱起立筋の深層にある背中の筋肉で、背骨(脊柱)の安定性を高めて、姿勢を安定させる働きがある

お尻や太もも、胸、お腹に痛みが出ることも

トリガーポイントの押し方

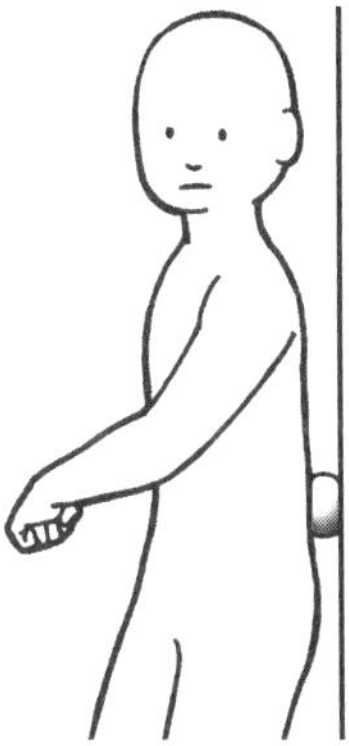

135ページと同じように、壁にボールをあて、腰ではさむようにして体重をかけ、トリガーポイントを押す。横になった姿勢で、床と腰の間にボールを置いて押してもよい

ここがトリガーポイント!

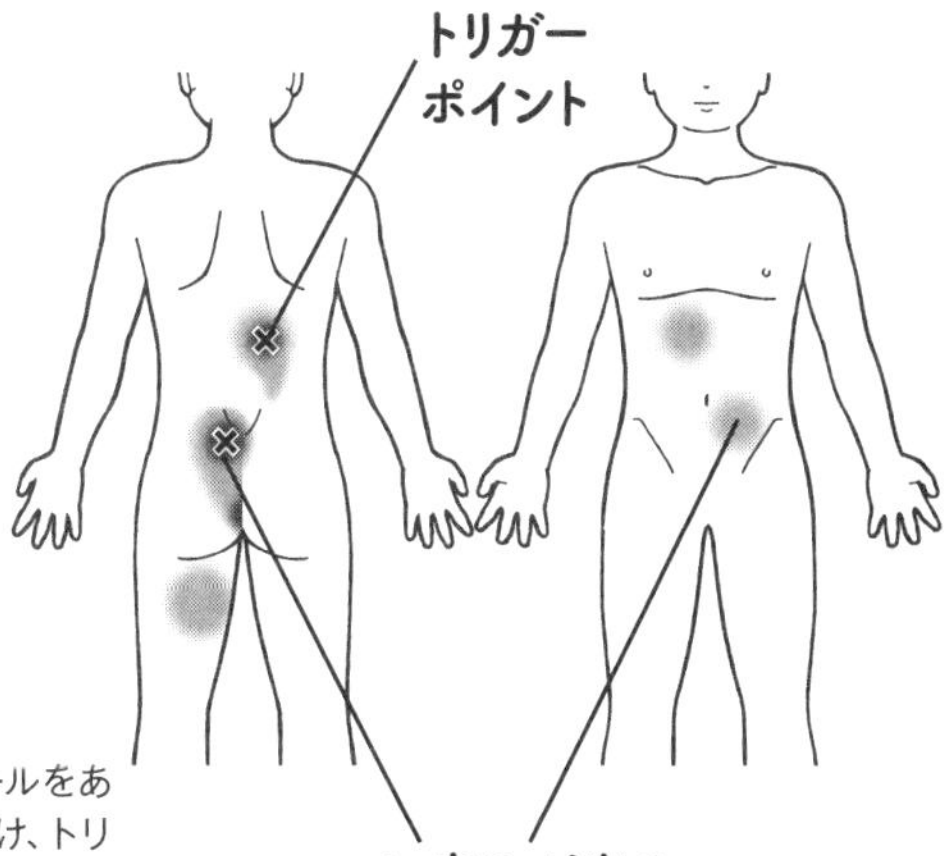

お尻の痛み① お尻の大きな筋肉（大殿筋《だいでんきん》）

お尻の痛みは、腰痛のトリガーポイント（132〜137ページ）が原因のものもありますが、それ以外では、お尻の筋肉のトリガーポイントが疑われます。

まず「お尻の大きな筋肉」（大殿筋）です。大殿筋は脚を後ろに上げるときに使う筋肉なので、お尻を触りながら、この動作をするとわかります。

スポーツをやりすぎたり、草取りなど、しゃがんだ姿勢で長時間作業をすると、翌日に痛みが出ますが、これは大殿筋そのものの筋肉痛なので、2〜3日休養すれば、痛みは消えるでしょう。

そうではなく、階段を上るときに痛いとか、日常的に痛みがあるのなら、大殿筋のトリガーポイントが疑われます。関連痛はお尻の部分に限定的で、下肢などに痛みを出すことはありません。

よくイスに座ったときに、坐骨《ざこつ》（お尻の真ん中にある骨）が痛いという人がいますが、骨は痛みを出さないので、大殿筋のトリガーポイントの可能性が高いでしょう。

お尻の痛みのトリガーポイント①

この筋肉にトリガーポイントがある

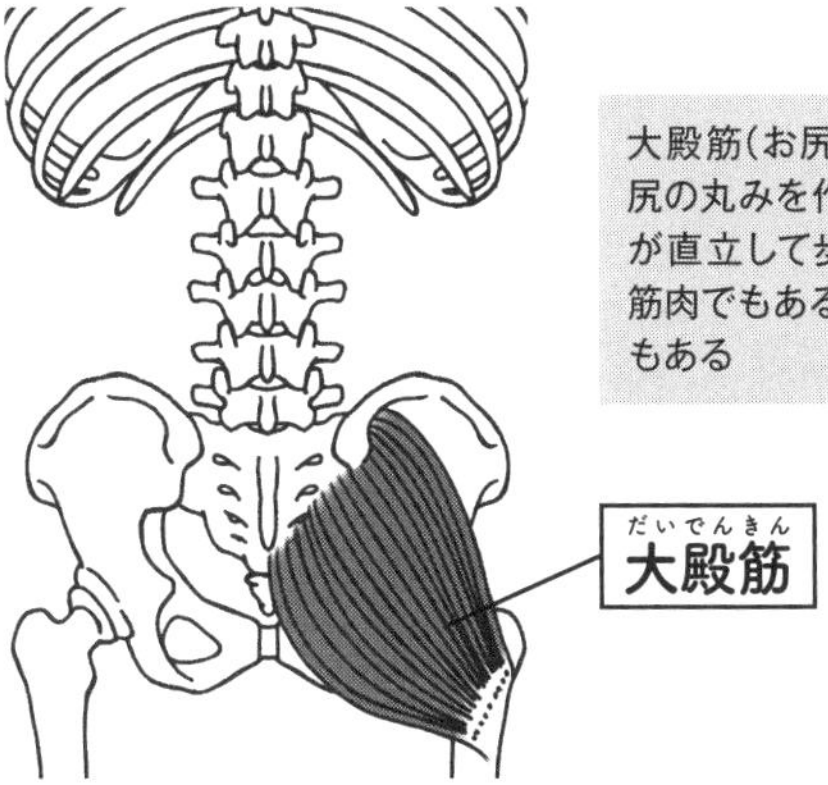

大殿筋(お尻の大きな筋肉)は、お尻の丸みを作っている筋肉で、人間が直立して歩くための最も大切な筋肉でもある。股関節を動かす働きもある

トリガーポイントの押し方

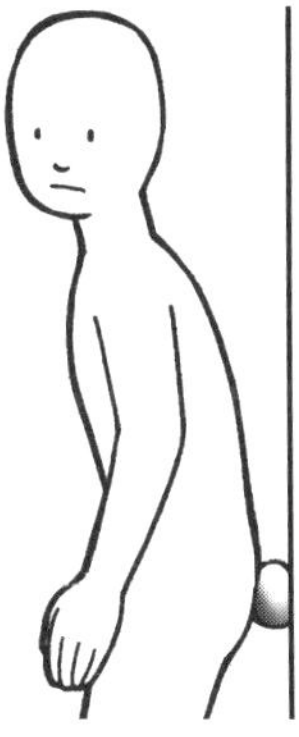

137ページと同じように、壁にボールをあて、お尻を押しつけるようにして体重をかけ、トリガーポイントを押す。横になった姿勢で、床とお尻の間にボールを置いて押してもよい

ここがトリガーポイント!

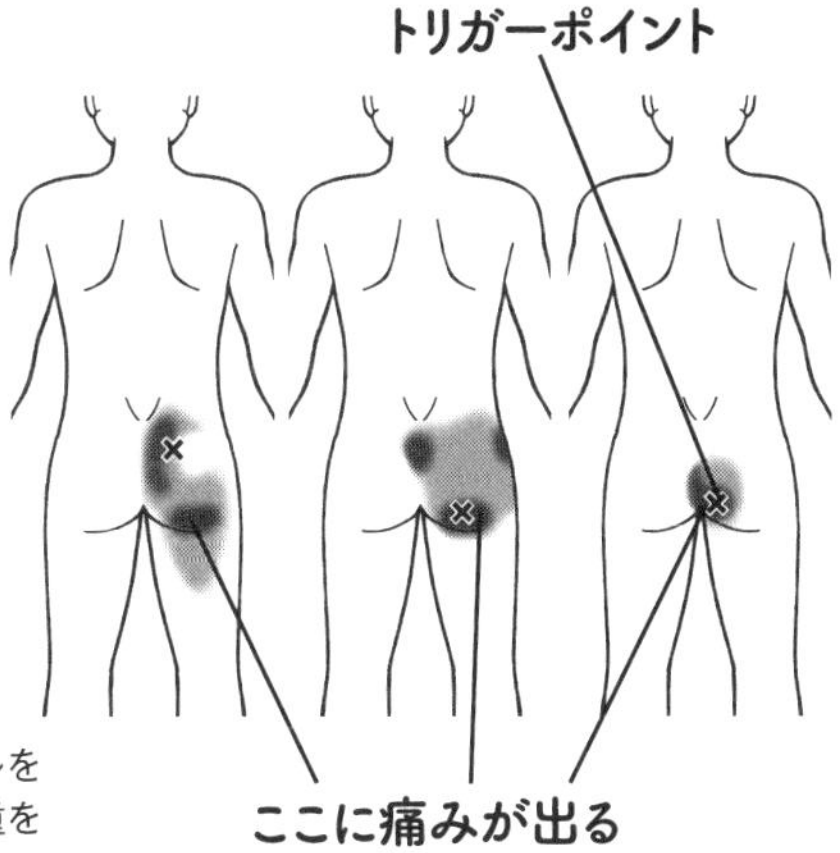

お尻の痛み②　お尻の横の筋肉（中殿筋《ちゅうでんきん》）

お尻に痛みを出すもう1つの代表的なトリガーポイントは、「お尻の横の筋肉」（中殿筋）に形成されます。

中殿筋は、脚を真横に上げる筋肉です。脚を真横に上げても、骨盤は水平を保っていますが、それは反対側の中殿筋が収縮しているからです。

トリガーポイントの痛みは、筋肉が収縮したときに出ますから、片脚立ちをしたときに、お尻に痛みが出れば、中殿筋が疑われます。

また歩いているときに、お尻に痛みが出るのも、中殿筋のトリガーポイントである可能性があります。

尾てい骨のあたりに関連痛が出ると、骨が痛いように感じられますが、骨そのものが痛いのではなく、トリガーポイントの関連痛です。

なお尾てい骨の痛みは、中殿筋の他、大殿筋（138ページ）や多裂筋（136ページ）のトリガーポイントの関連痛である場合もあります。

お尻の痛みのトリガーポイント②

この筋肉にトリガーポイントがある

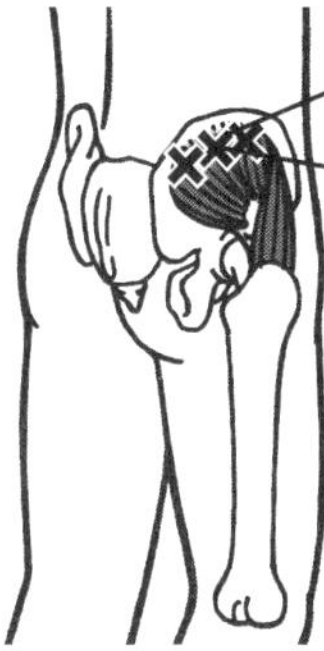

（右下のイラストの関連痛を出すトリガーポイント）

中殿筋（お尻の横の筋肉）は、大殿筋の下に重なっている筋肉で、股関節を動かしたり、骨盤やひざ関節を支える働きがある。片足立ちをしたとき、軸足を安定させる作用も

トリガーポイントの押し方

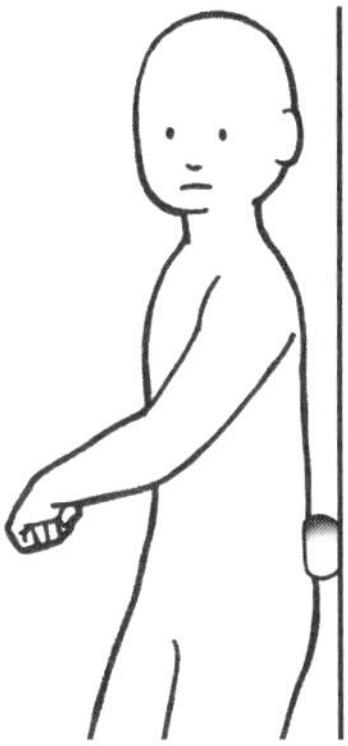

139ページと同じように、壁にボールをあて、お尻の横を押しつけるようにして体重をかけ、トリガーポイントを押す。横になった姿勢で、床とお尻の横の間にボールを置いて押してもよい

ここがトリガーポイント！

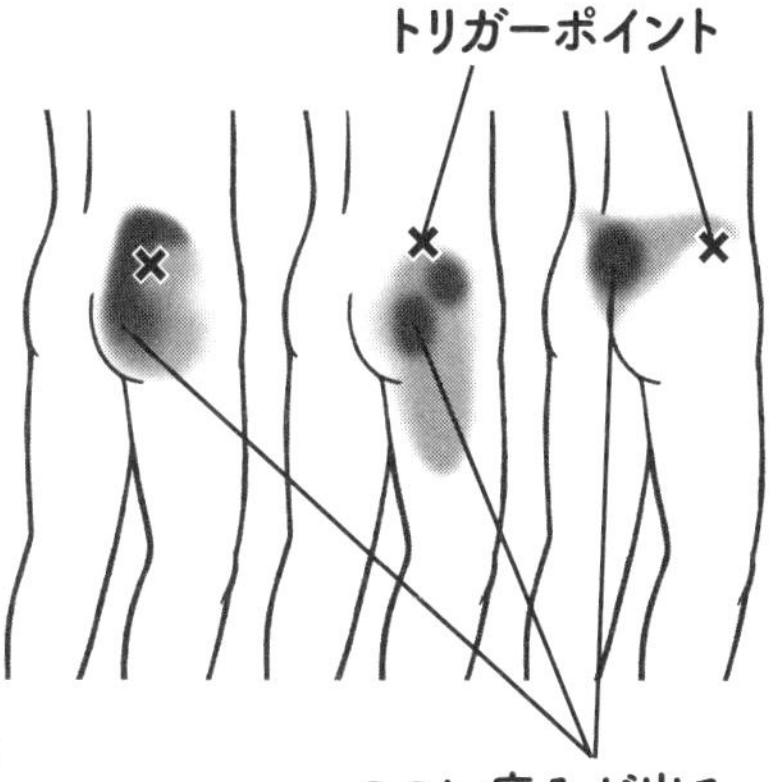

お尻の痛み③　お尻の横の奥の筋肉（小殿筋《しょうでんきん》）

お尻に痛みを出す3つめのトリガーポイントは、「お尻の横の奥の筋肉」（小殿筋）に形成されます。

小殿筋は中殿筋よりも深いところにある筋肉なので、触れて、それぞれを区別することはできません。中殿筋と同様、脚を真横に上げる筋肉です。

小殿筋のトリガーポイントの場合、痛みはお尻から太もも、さらにはふくらはぎのほうにまで放散することがあります。そして痛みが激しく持続することがあります。坐骨神経痛と言われたりしています。

トリガーポイントを押す場所は、中殿筋も小殿筋も一緒です。ただ小殿筋は深いところにある筋肉なので、しっかり押す必要があります。

押す方法はボールが効果的です。お尻の横の筋肉と壁の間にボールをはさんで、強く押すとよいでしょう。

お尻の痛みのトリガーポイント③

この筋肉にトリガーポイントがある

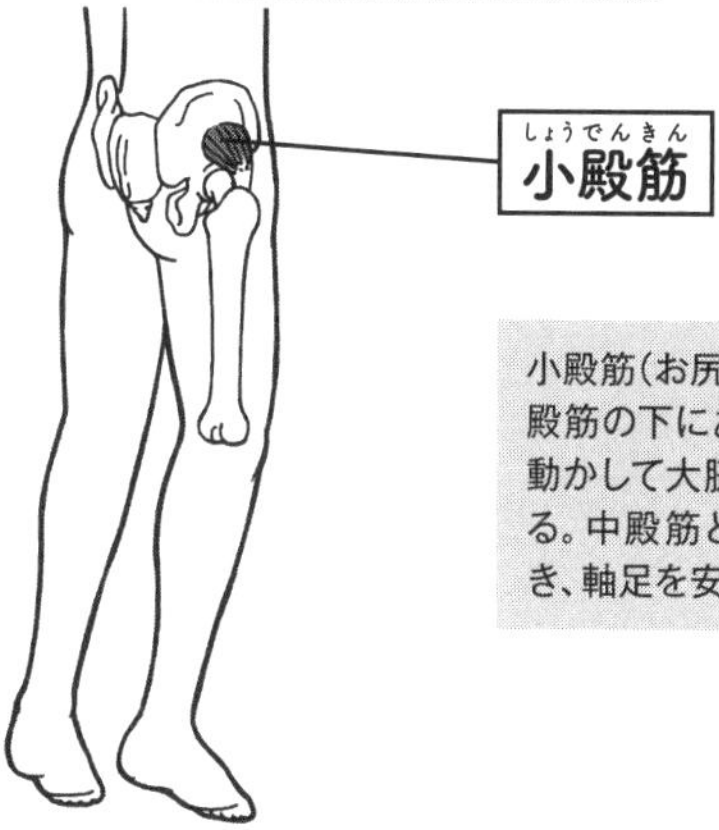

小殿筋（お尻の横の奥の筋肉）は、中殿筋の下にある深層筋で、股関節を動かして大腿骨を外に開く働きがある。中殿筋と同様、片足立ちしたとき、軸足を安定させる作用もある

トリガーポイントの押し方

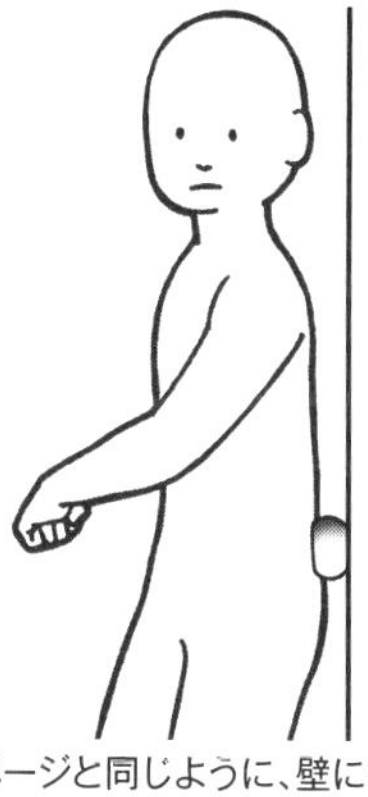

141ページと同じように、壁にボールをあて、お尻の横を押しつけるようにして体重をかけ、トリガーポイントを押す。横になった姿勢で、床とお尻の横の間にボールを置いて押してもよい

ここがトリガーポイント!

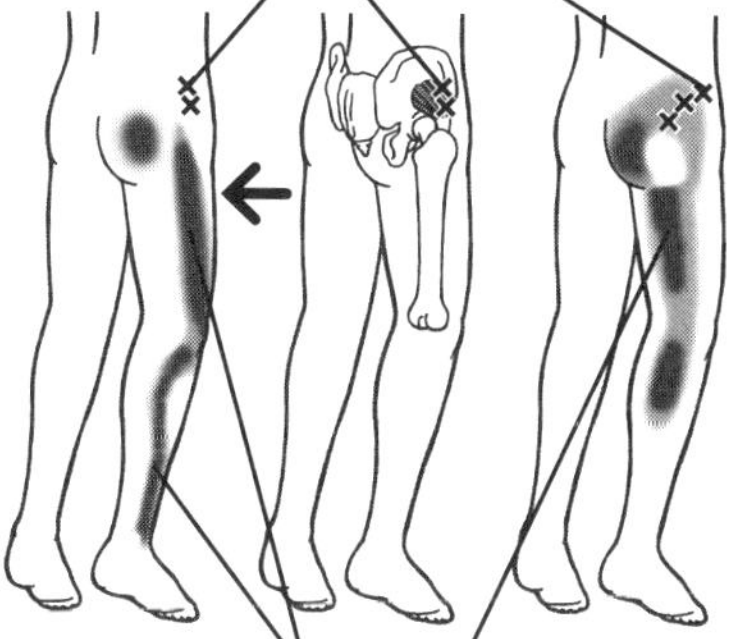

お尻の痛み④　お尻の奥の筋肉（梨状筋《りじょうきん》）

お尻に痛みを出す4つめのトリガーポイントは「お尻の奥の筋肉」（梨状筋）に形成されます。

梨状筋は大殿筋（138ページ）よりも深いところにあるお尻の筋肉です。触ることはできませんが、お尻の筋肉を押して、太もものほうに関連痛が出るようなら、梨状筋のトリガーポイントである可能性が高いでしょう。

梨状筋は、つま先を外側に向ける筋肉です。男性は脚を広げて座る人が多いのですが、こういう人は内股にしようと思ってもうまくいきません。生活のクセなどで大殿筋や梨状筋が張っているため、これらの筋肉をゆるめることができないのです。

ちなみに、梨状筋が坐骨神経を圧迫して、お尻から下肢にかけて痛みが出る「梨状筋症候群」という病気がありますが、実際には梨状筋のトリガーポイントであることが多いようです。整形外科などで梨状筋症候群と診断され、治療してもよくならない人は、お尻の筋肉にトリガーポイントがないか探してみましょう。

お尻の痛みのトリガーポイント④

この筋肉にトリガーポイントがある

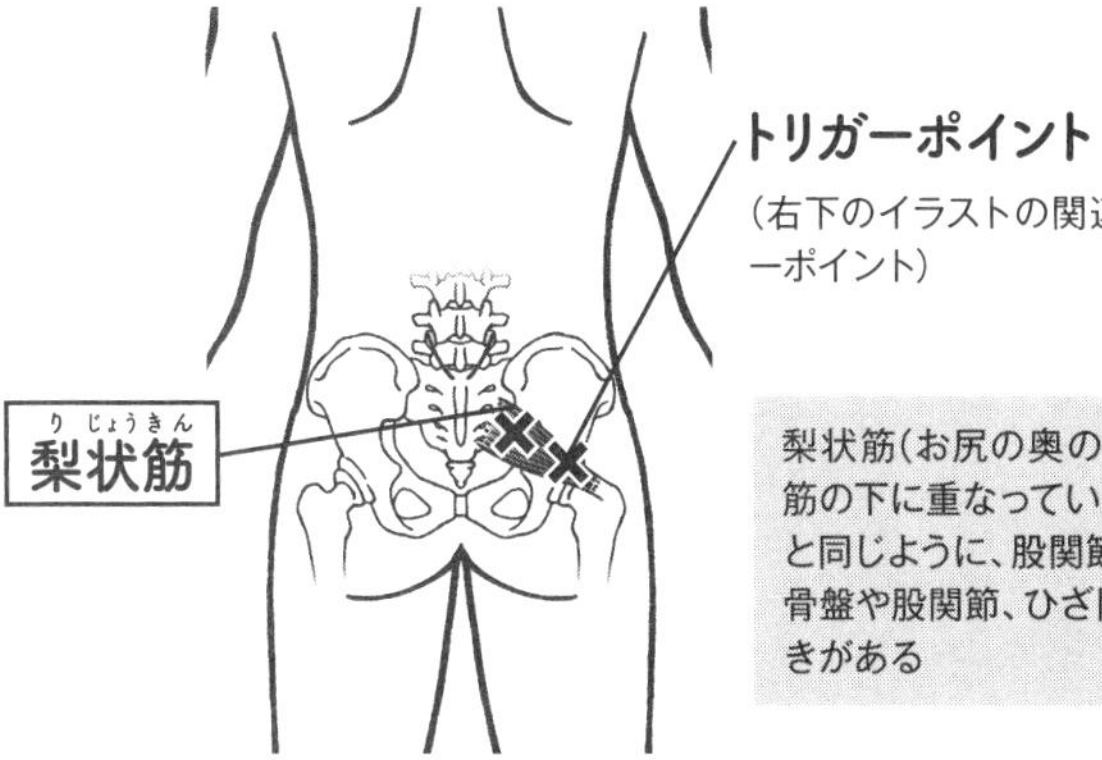
（右下のイラストの関連痛を出すトリガーポイント）

梨状筋（お尻の奥の筋肉）は、大殿筋の下に重なっている筋肉。大殿筋と同じように、股関節を動かしたり、骨盤や股関節、ひざ関節を支える働きがある

トリガーポイントの押し方

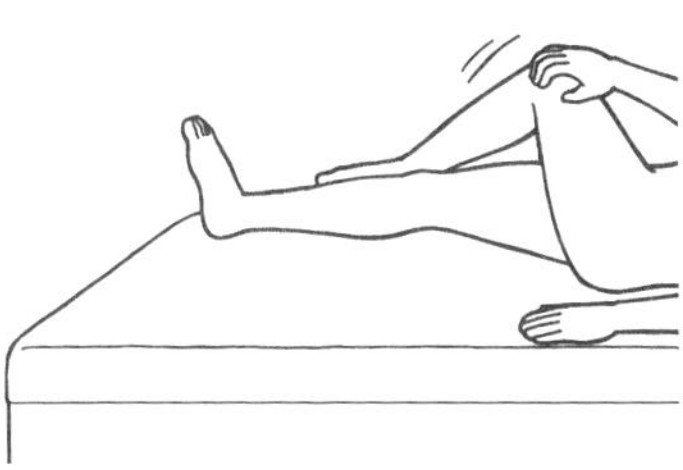

足を反対側のひざの外側に置いて、反対側の手でひざを引く。イラストは左のお尻に痛みがあるので、右足のひざの外側に左足を置き、右手で左ひざを引いている。左のお尻が痛いなら、逆になる

ここがトリガーポイント!

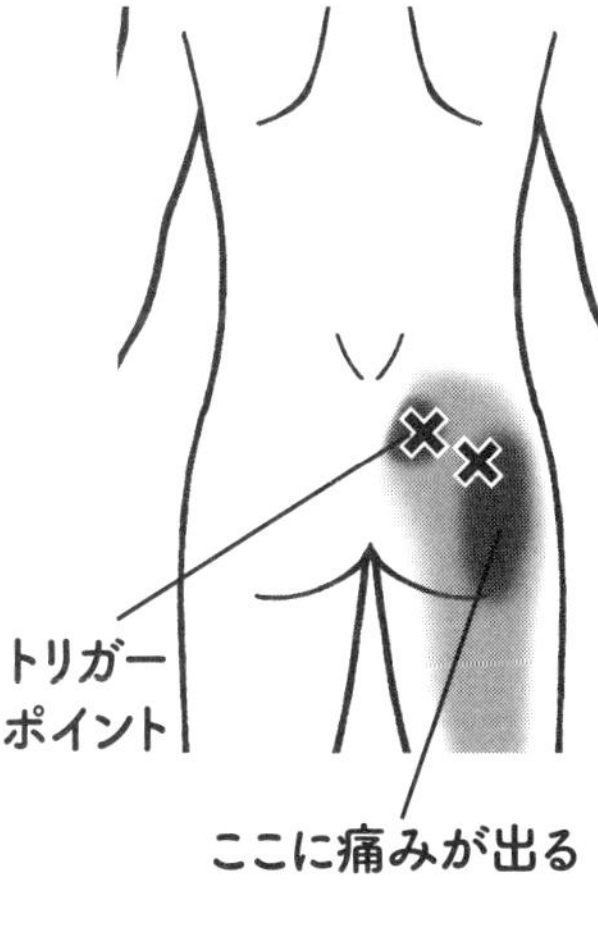

鼠径部の痛み① お腹の筋肉（腹斜筋《ふくしゃきん》）

鼠径部（脚の付け根）の痛みでまず疑われるのは、「お腹の筋肉」（腹斜筋）です。腹斜筋は、下部腹筋の1つで、急に運動した翌日などに痛くなる筋肉です。このとき、鼠径部にも痛みが出ることがあります。

筋肉痛なら2～3日休めばとれますが、慢性的な鼠径部の痛みが気になる人は、腹斜筋にトリガーポイントが形成されているかもしれません。体をひねったときに、下腹部や鼠径部に刺すような痛みが出るなら、腹斜筋のトリガーポイントの可能性があります。

運動をしていないのに、腹斜筋にトリガーポイントができる原因としては、座りっぱなしの生活があります。またパソコンのモニターが机の横にあると、体をひねって操作するため、腹斜筋に負担をかけていることもあります。

お腹の筋肉のトリガーポイントを押すには、手を使うのが効果的です。手を握り、親指でしっかり補助して、関連痛が出るところをこするようにして押します。

鼠径部の痛みのトリガーポイント①

この筋肉にトリガーポイントがある

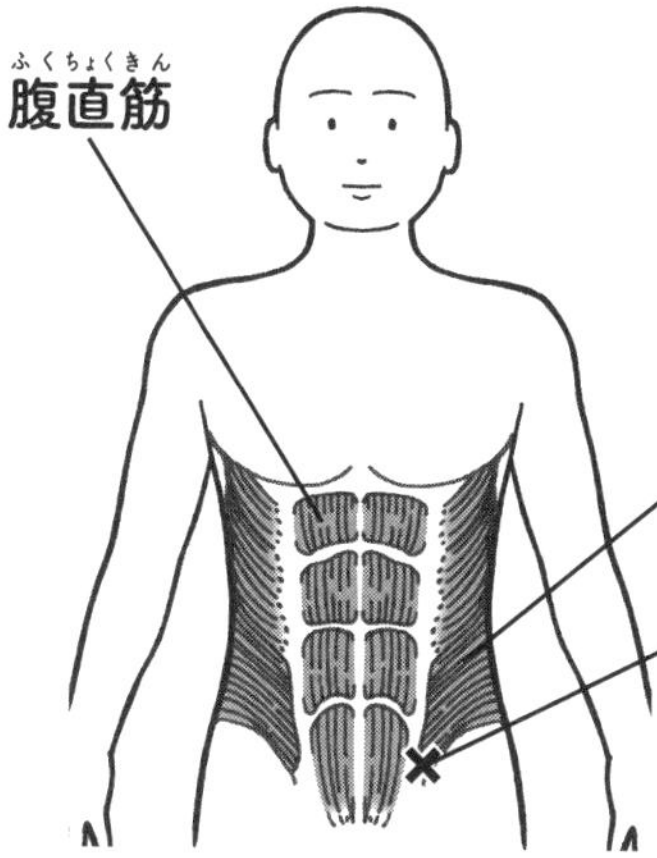
腹斜筋《ふくしゃきん》
（右下のイラストの関連痛を出すトリガーポイント）

腹斜筋（お腹の筋肉）は、お腹の横にある筋肉で、腹直筋と腹横筋（腹直筋の下にある筋肉）とともに、腹筋を形成している。内臓を正しい位置に安定させる働きがある

トリガーポイントの押し方

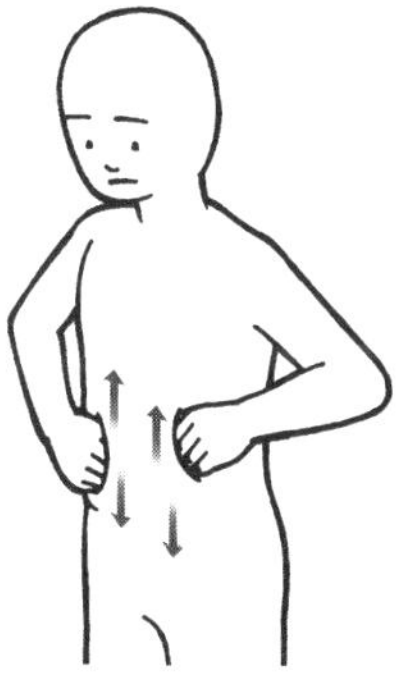

親指を外にして手を握り、親指を補助にしながら4本の指で、お腹をこするようにする。その際、手は上下の反対方向に動かす

ここがトリガーポイント!

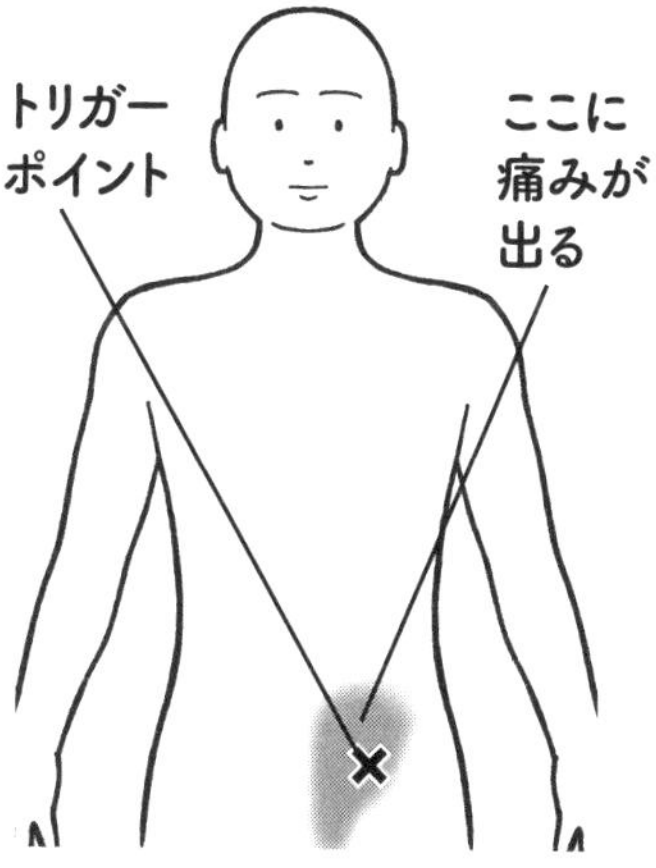

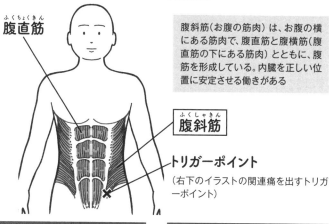

鼠径部の痛み②　太ももの内側の筋肉（大《だい》内《ない》転《てん》筋《きん》）

鼠径部の痛みは、骨盤内の痛みとして感じられることもあり、腹痛などと勘違いすることもありますが、実際はトリガーポイントの関連痛だったということが珍しくありません。腹斜筋（１４６ページ）の他、「太ももの内側の筋肉」（大内転筋）のトリガーポイントも、鼠径部に関連痛を出します。

大内転筋は、脚の付け根から、ひざのほうまで広がる大きな筋肉で、太ももを内転させる（内側に向ける）働きがあります。

バランスを崩して、脚を滑らせたときなどに大内転筋を痛めやすいのですが、それがきっかけで、トリガーポイントが形成されることもあります。

なお大内転筋のトリガーポイントは、鼠径部の他、太ももの内側に痛みを出すこともあります。

トリガーポイントを押すには、イスに座ってボールで押すのが効果的ですが、押すと痛みが強く出るときは、指を使って加減しながら押すとよいでしょう。

鼠径部の痛みのトリガーポイント②

この筋肉にトリガーポイントがある

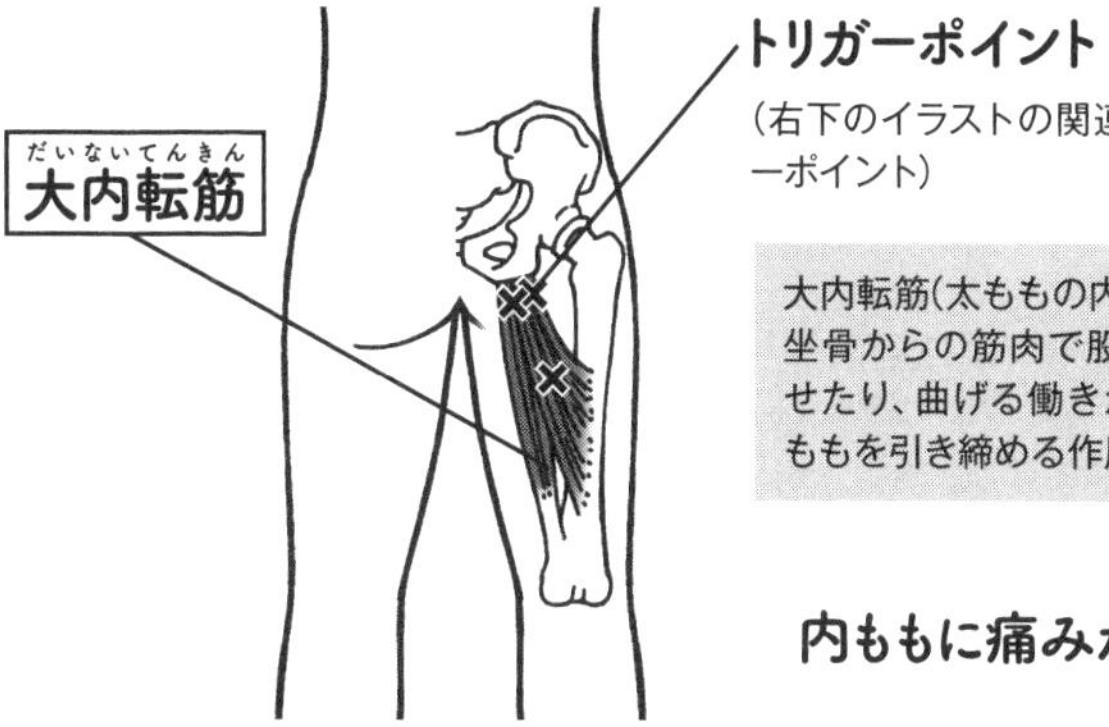
(右下のイラストの関連痛を出すトリガーポイント)

大内転筋(太ももの内側の筋肉)は、坐骨からの筋肉で股関節を内転させたり、曲げる働きがある。また太ももを引き締める作用もある

内ももに痛みが出ることも

トリガーポイントの押し方

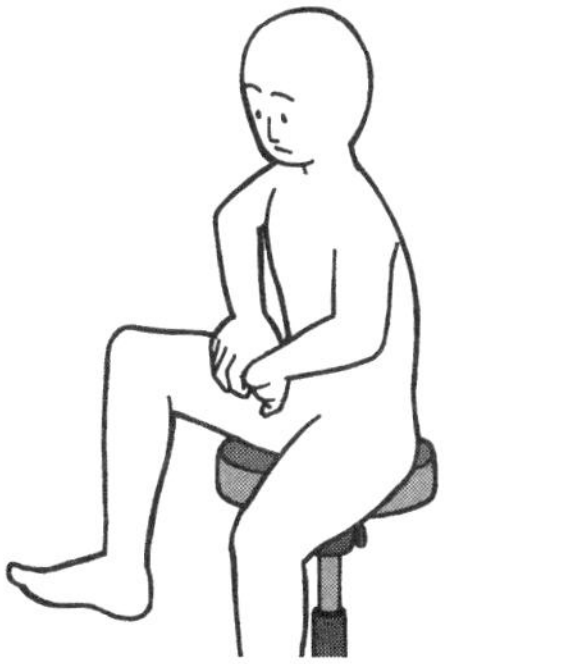

イスに座るか、床に座り、太ももの内側のトリガーポイントを、もう一方の手を補助にして、指先かにぎりこぶしを使って押す。麺棒やラップの芯でこするのもよい(40ページ参照)。お尻のほうにトリガーポイントがあるときは、イスの下にボールを置いて、座ったまま押す

ここがトリガーポイント!

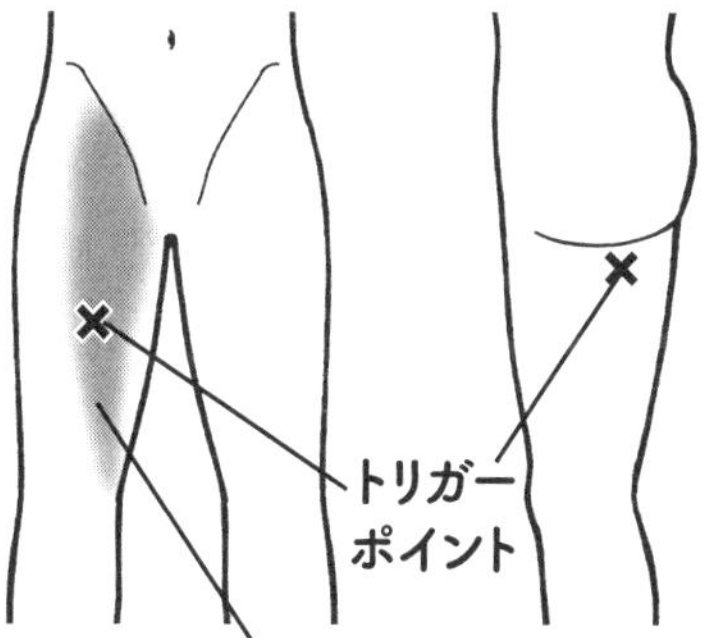
横から見たところ
ここに痛みが出る

鼠径部の痛み③　背骨と股関節をつなぐ筋肉（腸腰筋《ちょうようきん》）

鼠径部に痛みを出すトリガーポイントで、もう1つ重要な筋肉が「背骨（腰椎）と股関節をつなぐ筋肉」（腸腰筋）です。

腸腰筋は「大腰筋」と「腸骨筋」を合わせた呼び方です。大腰筋は脚を上げるときに使われる筋肉で、お尻の上から背中にかけて関連痛を出すことがあります。

これに対し、鼠径部や太ももに痛みを出すのが腸骨筋です。といっても、外から両者を区別するのは難しいので、ここでは鼠径部に関連痛を出す筋肉を腸腰筋と考えてください。

腸骨筋は骨盤の前面にある筋肉です。トリガーポイントは体の前のほうを押していくと見つかります。

この筋肉にトリガーポイントができる原因は、やはり座りっぱなしの生活です。デスクワークが多い人は、ときどき立ち上がってストレッチをしたり、ウォーキングなどの軽い運動を行うと予防になります。

鼠径部の痛みのトリガーポイント③

この筋肉にトリガーポイントがある

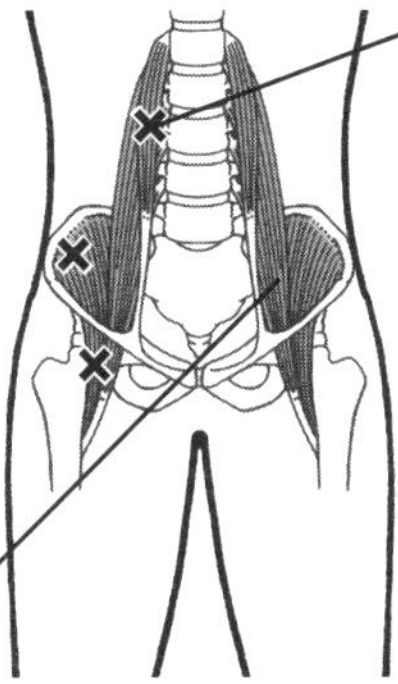

腸腰筋（背骨と股関節をつなぐ筋肉）は、大腰筋と腸骨筋を合わせた名称で、内臓と背骨（背骨）の間にある深層の筋肉。太ももを上に引き上げたり、腰椎の前弯を維持する働きがある

内ももや腰に痛みが出ることも

トリガーポイントの押し方

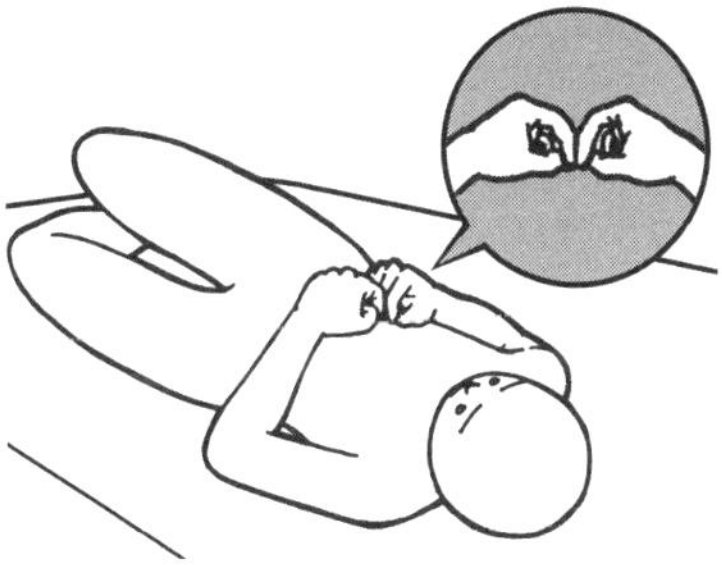

お腹や股関節まわりにあるトリガーポイントを、指の爪を合わせて、強く押し込むようにしてゆるめる

ここがトリガーポイント！

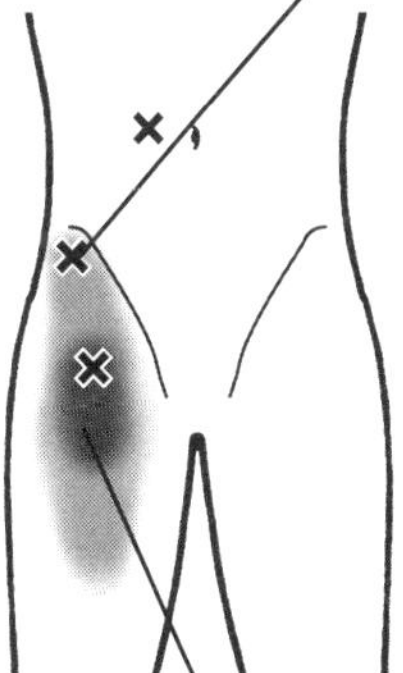

コラム

鼠径部の痛みは内科的疾患を確かめてから

鼠径部の痛みは、骨盤内の臓器や生殖器の痛みとして感じられることもあります（148ページ参照）。

腸や膀胱、女性なら子宮に痛みがあるように感じられるほか、男性では陰茎が痛いと感じる人もいます。

こうした痛みは、何か大変な病気があるのではないかと思われがちですが、トリガーポイントの痛みである可能性もあります。

しかし胸の痛みなどと同様、素人判断は危険です。内臓の痛みならまず内科を、男性で陰茎が痛いと感じるなら泌尿器科、女性で子宮のあたりが痛いと感じるなら婦人科を受診して、何も病気がないことを確認したうえで、トリガーポイントを押すようにしましょう。

トリガーポイントを押して痛みが改善しても、座りっぱなしなどの生活を続けては痛みが再発します。生活習慣を改めましょう。

第8章

太ももとひざの痛みのトリガーポイント

太ももやひざの痛みの原因は「運動不足」

太ももに痛みを出す筋肉は、太ももの筋肉はもちろん、腰やお尻の筋肉のトリガーポイントから来る場合もあります（第7章参照）。

旅行したとき、普段よりもたくさん歩いたり、山登りなどをすると、太ももやひざなどが痛くなりますが、このような急性の痛みは誰でも経験がありますし、原因も明らかです。

これに対し、慢性の痛みは原因がわからないと言われますが、実際は何らかの形で、脚の筋肉に負担をかけていて、その筋肉のトリガーポイントが太ももやひざなどに関連痛を出しているのです。

筋肉に負担がかかる理由の1つは、筋力の低下です。加齢などで筋力が低下してくると、今までと同じ運動をしても、筋肉への負担が大きくなります。

また筋力低下の前兆がない人でも、筋肉が硬い人は、そうでない人より筋肉に負担がかかります。

特に、脚の筋肉が固いと、ひざ関節に強い圧力がかかるので、ひざ痛を起こしやすすいのです。

では脚の筋肉が硬くなる原因は何かというと、それは運動不足です。あまり歩かないでいると、脚の筋肉は柔軟性を失って硬くなります。さらに歩かない生活を続けていれば、やがて筋力低下に陥るでしょう。

太ももの筋肉が弱ると、ひざ関節に負担がかかり、ひざに痛みが出ると言われています。そこで、ひざ痛予防のため、スクワットなどの筋トレをする人がいますが、これはすすめられません。

スクワットは、ひざ関節そのものに大きな負担をかけるので、逆に、ひざを悪くしてしまうのです。

むしろ、すすめたいのは散歩やウォーキングです。歩くことは脚の筋肉のストレッチになるので、筋肉もゆるみますし、筋力低下の予防にもなります。ただし、ウォーキングがよいというと、いきなり10キロメートルくらい歩いてしまう人がいますが、これもまた筋肉を痛める原因になります。何事もほどほどに行うことが大切です。

太ももの前の痛み① 太もも内部の筋肉（中間広筋《ちゅうかんこうきん》）

太ももの前面にある筋肉が大腿四頭筋《だいたいしとうきん》です。全身の筋肉の中で、最も大きな筋肉です。

大腿四頭筋は、「大腿直筋《だいたいちょくきん》」「中間広筋」「外側広筋《がいそくこうきん》」「内側広筋《ないそくこうきん》」に分けられますが、太ももの表面にある「大腿直筋」の真下にある「太もも内部の筋肉」（中間広筋）です。

この中間広筋のトリガーポイントは、太ももの前に痛みを出すほか、痛みがひざにおよぶこともあります。

また中間広筋のトリガーポイントによる痛みは、歩いたり、階段を上ると痛みが増すのが特徴です。大腿直筋の真下にある筋肉なので、中間広筋のトリガーポイントは、強く押さないと効果が得られません。

指で押すときは、できるだけ強してください。またボールで押す方法では、可能ならラクロスボールのような硬いボールを使うことをおすすめします。ラップなどの固い芯で押すのも効果的です。

太ももの前の痛みのトリガーポイント①

この筋肉にトリガーポイントがある

（右下のイラストの関連痛を出すトリガーポイント）

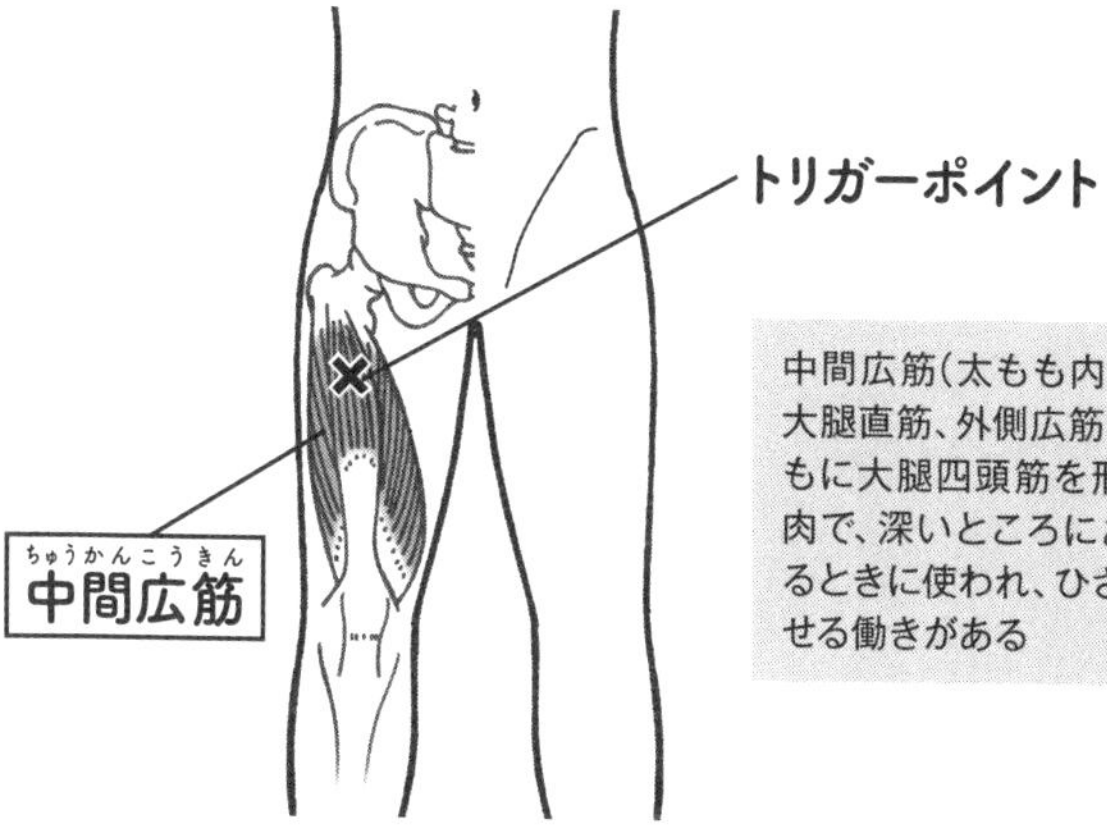

中間広筋（太もも内部の筋肉）は、大腿直筋、外側広筋、内側広筋とともに大腿四頭筋を形成している筋肉で、深いところにある。足を上げるときに使われ、ひざ関節を安定させる働きがある

トリガーポイントの押し方

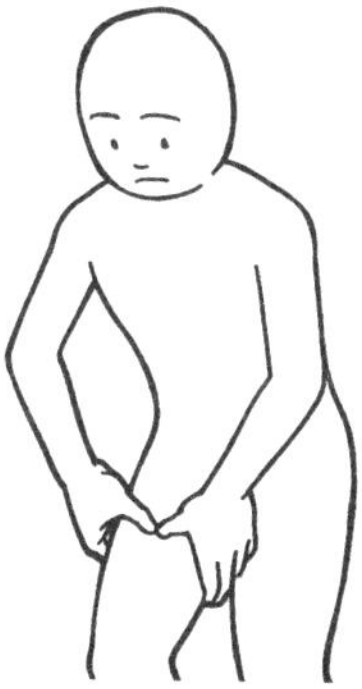

両手の親指をトリガーポイントにあてて押す。中間広筋は深いところにある筋肉なので、強く押すこと

ここがトリガーポイント！

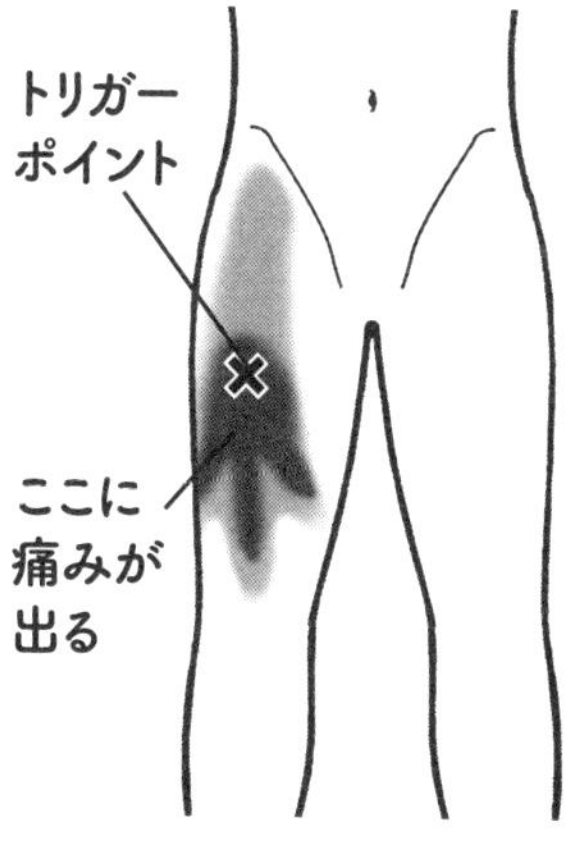

太ももの前の痛み② 脚を組む筋肉（縫《ほう》工《こう》筋《きん》）

太ももの前に痛みを出す、もう1つの筋肉は「脚を組む筋肉」（縫工筋）です。体の中で最も長い筋肉ですが、筋肉名の由来はラテン語の「仕立屋」で、その昔、仕立屋が脚を組んで仕事をしていたことから来ているといわれています。

座っているときは縫工筋がゆるみ、立ち上がると縫工筋は収縮します。そのため、立ったときに痛みが出て、座っていると楽になるのなら、縫工筋のトリガーポイントが疑われます。

また、股関節を急に動かしたり、股を大きく開くと、トリガーポイントのまわりに鋭い痛みが出るという特徴もあります。

トリガーポイントは、股関節の前面からひざの内側へと指で押していきながら、関連痛の出るところを探します。

押し方は、イスに座り、補助を添えた指で、ゆっくり円を描くように押していきます。両手の親指で押すのも効果的です。

太ももの前の痛みのトリガーポイント②

この筋肉にトリガーポイントがある

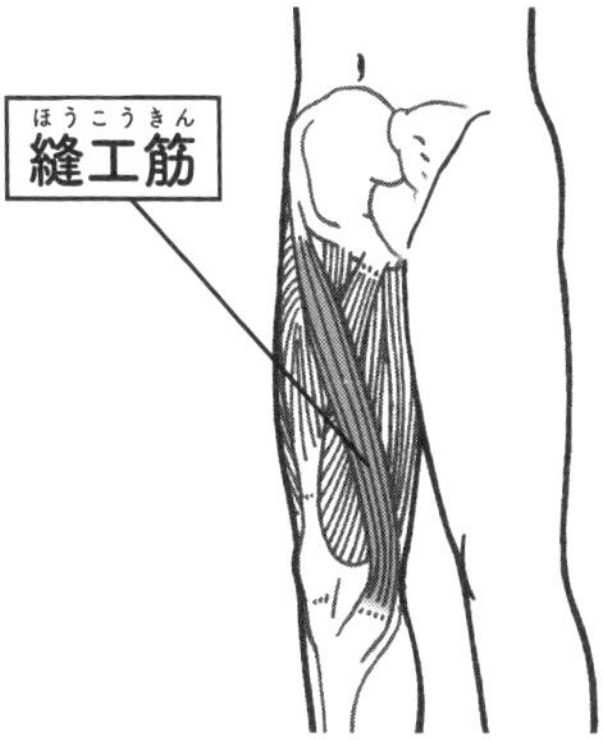

縫工筋（脚を組む筋肉）は、大腿骨の筋肉で、股関節の屈曲（曲げる）、外転（外側に向ける）、外旋（外側に回転）や、ひざ関節の屈曲、内旋（内側に回転）などの働きがある

トリガーポイントの押し方

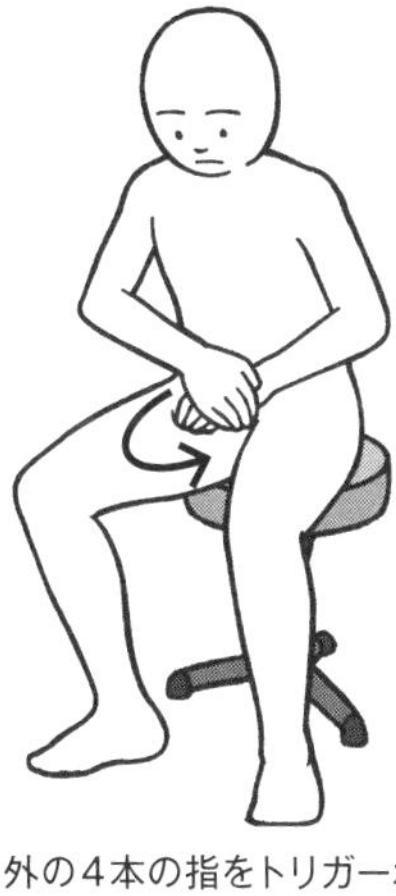

親指以外の４本の指をトリガーポイントにあて、もう一方の手を補助にして、ゆっくり円を描くように押す

ここがトリガーポイント！

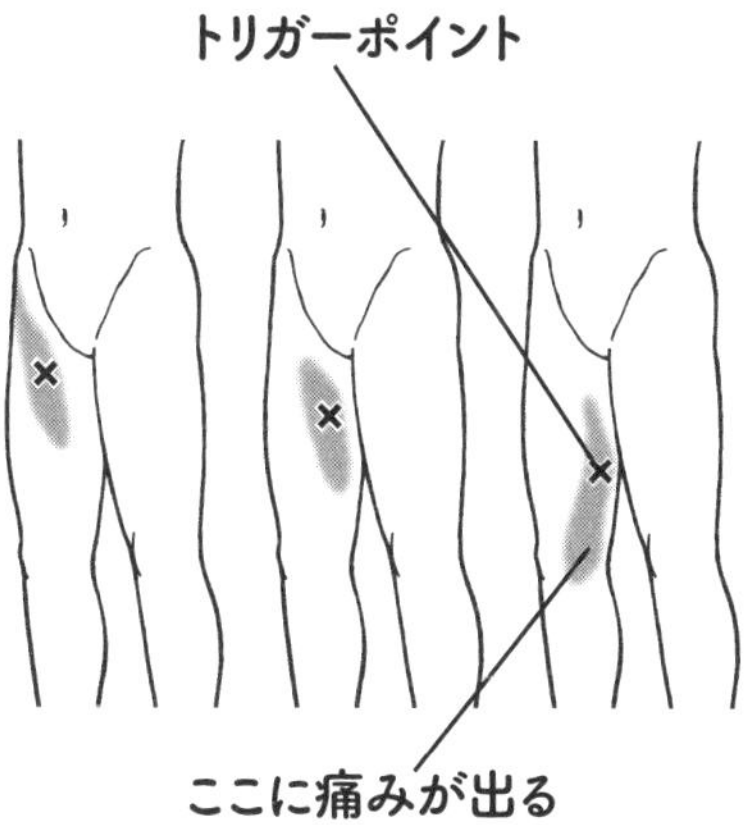

太ももの外側の痛み　太ももの外側の筋肉（外側広筋《がいそくこうきん》）

太ももの外側に痛みを出すトリガーポイントは、腰方形筋（134ページ）や小殿筋（142ページ）に形成されることもありますが、圧倒的に多いのは「太ももの外側の筋肉」（外側広筋）です。

外側広筋は、太もも外側全体を覆っている筋肉で、大腿四頭筋を構成している4つの筋肉（156ページ）の中で最も大きい筋肉です。

外側広筋のトリガーポイントは、太ももの外側に痛みを出すほか、ひざに近いほうにトリガーポイントが形成されると、ひざの外側に痛みを出すこともあります。

痛みを出す原因の1つに、運動のしすぎがあるため、若い人でも激しい運動をしていると、外側広筋のトリガーポイントによる太ももの関連痛が出ます。

トリガーポイントの押し方は、ひざに近い部分なら、159ページのように、指で押すことも可能ですが、太ももの上のほうにトリガーポイントがある場合は、ボールを床に置き、その上に横になるようにして押します。

太ももの外側の痛みのトリガーポイント

この筋肉にトリガーポイントがある

（右下のイラストの関連痛を出すトリガーポイント）

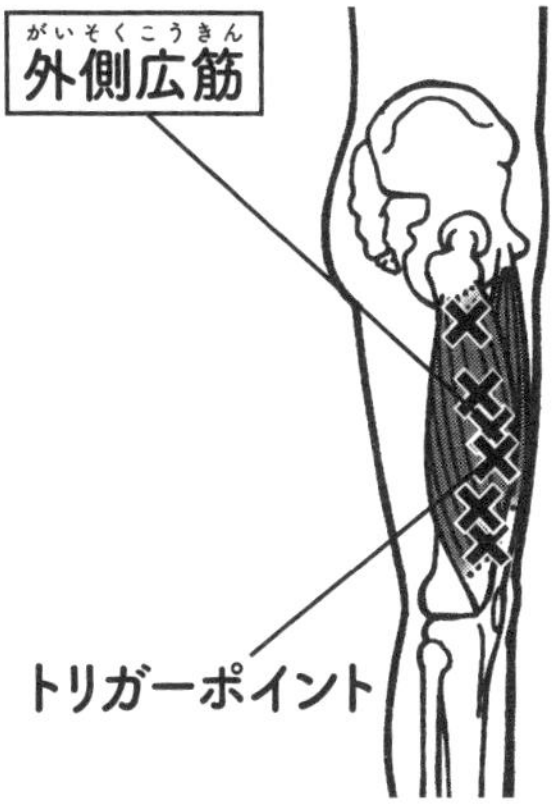

外側広筋（太ももの外側の筋肉）は、中間広筋、大腿直筋、内側広筋とともに大腿四頭筋を形成する筋肉で、手で触れることができる。ひざを内転（内側に向ける）させる働きがある

ひざの外側に痛みを出すことも
→168ページ

太ももの外側の痛みは
腰方形筋→134ページのことも
小殿筋→142ページのことも

トリガーポイントの押し方

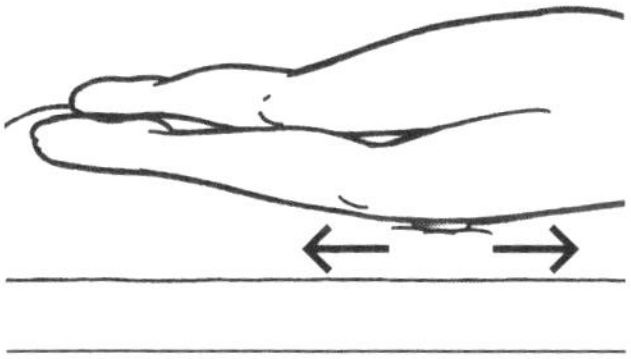

床にボールを置き、横になって、トリガーポイントをボールを前後させるようにして押す。壁に当てて行ってもよい

ここがトリガーポイント！

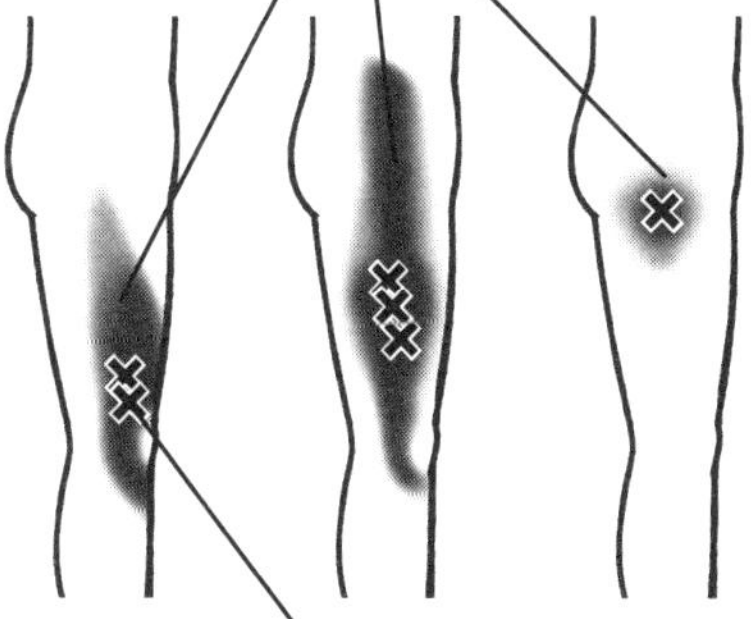

太ももの内側の痛み　太ももの内側の筋肉（内側広筋《ないそくこうきん》）

太ももの内側に痛みを出す筋肉は、股関節を閉じる動きをする「内転筋」がほとんどです。

トリガーポイントではなく、単なる筋肉の張りであることも多いのですが、その場合でも、筋肉の痛みがあるところを押せば痛みは改善します。

内転筋ではありませんが、トリガーポイントを形成しやすい筋肉は、「太ももの内側の筋肉」（内側広筋）です。

内側広筋にできたトリガーポイントは、太ももの内側から、ひざにまで関連痛を出します。

原因は外側広筋（１６０ページ）と同様、運動のしすぎで、スクワットなどのひざの深い屈伸やランニングをやりすぎると、ここに痛みが出ることがあります。

トリガーポイントは、イスに座って両手の親指で押すのが一般的なやり方ですが、ラップなどの固い芯で、太ももの内側を転がすように刺激するのも効果的です。

太ももの内側の痛みのトリガーポイント

この筋肉にトリガーポイントがある

（右下のイラストの関連痛を出すトリガーポイント）

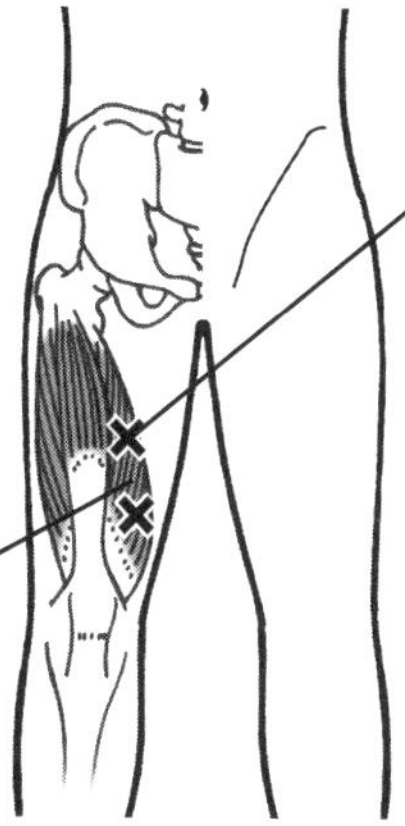

内側広筋（太ももの内側の筋肉）は、中間広筋、外側広筋、大腿直筋とともに大腿四頭筋を形成する筋肉で、手で触れることができる。ひざを内転させる働きがある。

トリガーポイントの押し方

イスに座り、両手の親指をトリガーポイントにあてて押す。麺棒やラップの芯で、こするのもよい

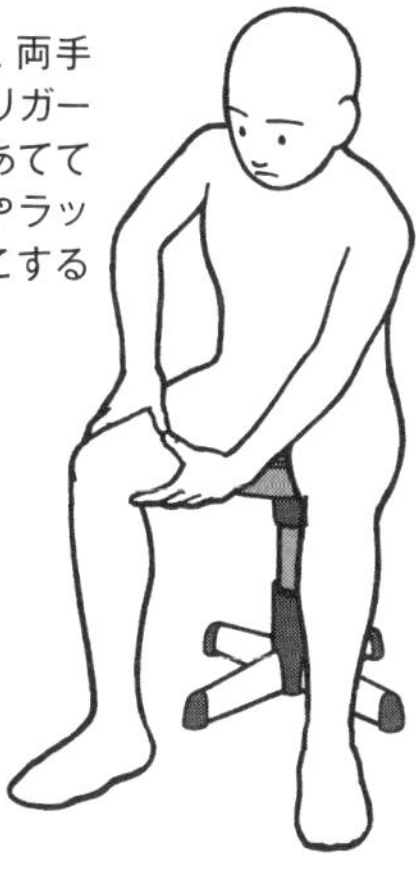

ここがトリガーポイント！

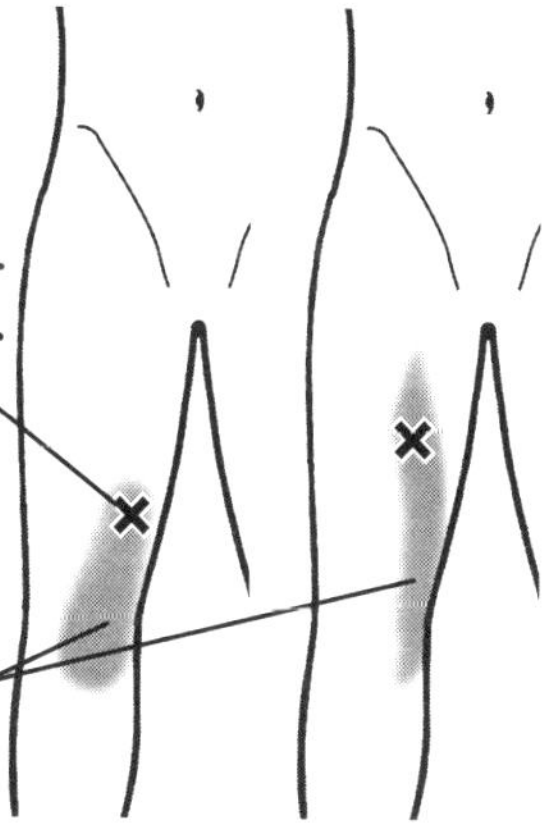

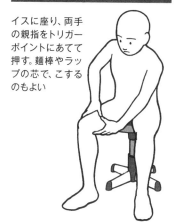

太ももの後ろの痛み　太ももの裏の筋肉（ハムストリング）

太ももの後ろに痛みを出すのは、「太ももの裏の筋肉」（ハムストリング）です。ハムストリングスとは、太ももの後ろにある3つの筋肉、「大腿二頭筋《だいたいにとうきん》」「半膜様筋《はんまくようきん》」「半腱様筋《はんけんようきん》」の総称です。

ハムストリングは、鍛えにくい筋肉といわれていて、スポーツなどで痛めやすい筋肉でもあります。激しい運動により、ハムストリングを傷めたことがきっかけで、トリガーポイントが形成され、慢性痛の原因となることも珍しくありません。

このトリガーポイントの痛みは、太ももの後ろから、ひざの裏側、さらにはふくらはぎにまでおよぶこともあります。

トリガーポイントを押すには、イスに座り、ボールをイスの座面に置いて、ハムストリングを押すのが効果的です。

なお、お尻の奥にある梨状筋（144ページ）のトリガーポイントが、太ももの後ろに痛みを出すこともあります。

太ももの後ろの痛みのトリガーポイント

この筋肉にトリガーポイントがある

（右下のイラストの関連痛を出すトリガーポイント）

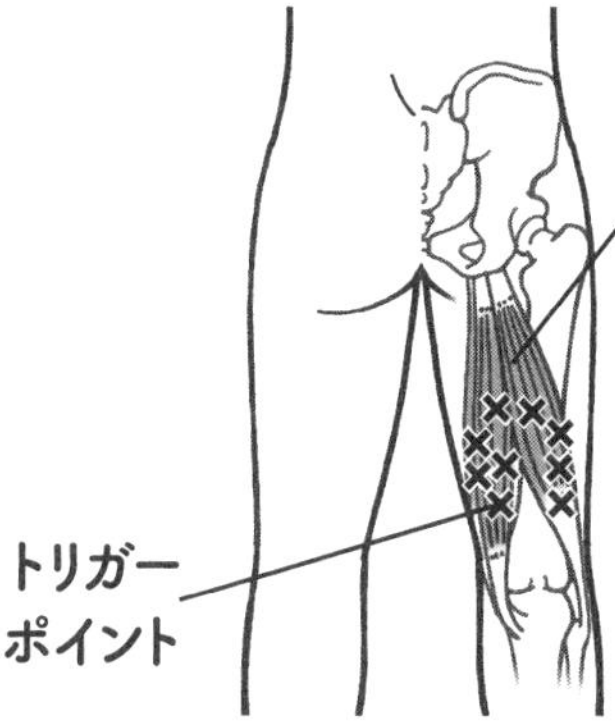

ハムストリング（太ももの裏の筋肉）は、大腿二頭筋、半膜様筋、半腱様筋の総称で、ひざ関節の屈曲（曲げる）や股関節の伸展（伸ばす）に関わっている筋肉群

太ももの後ろの痛みは梨状筋→ 144ページ のことも

トリガーポイントの押し方

イスに座り、ボールをイスの座面に置いて、太ももの裏のトリガーポイントにあて、体重をかけるようにして押す

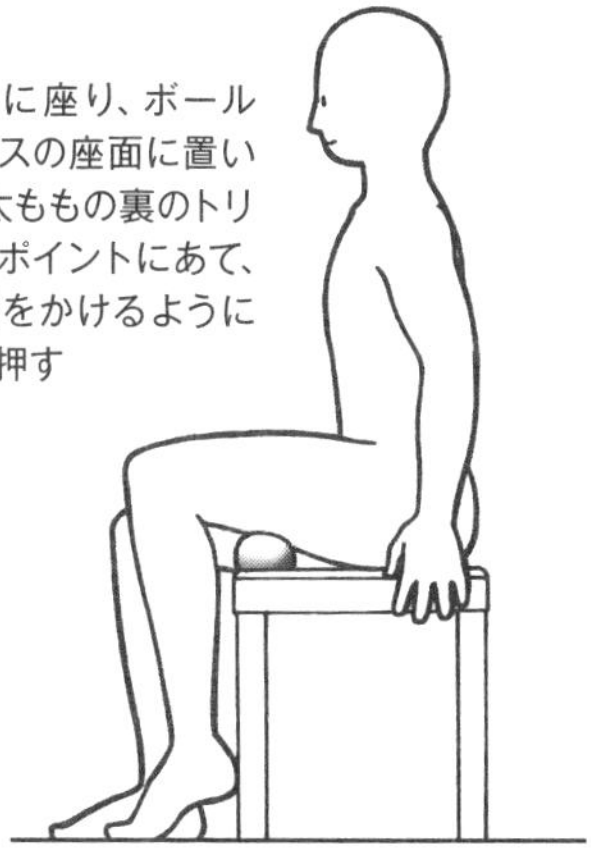

ここがトリガーポイント！

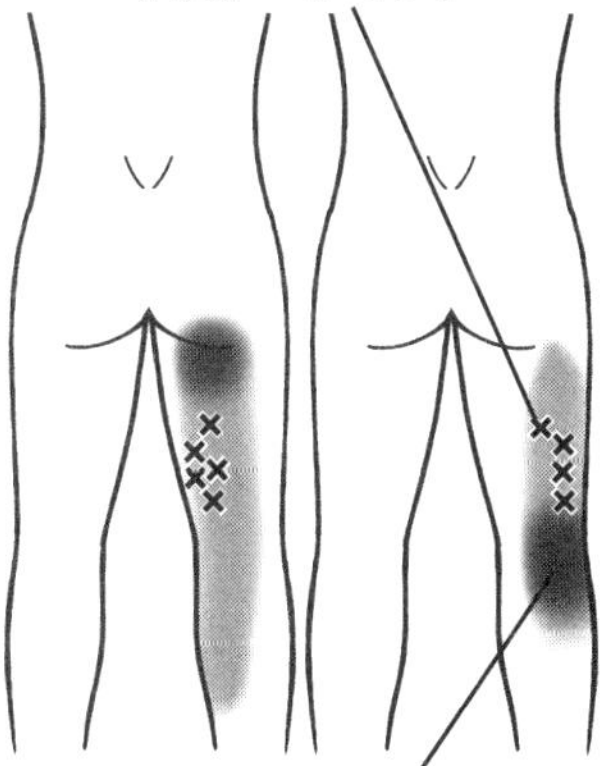

ひざの前の痛み　太ももの前の筋肉（大腿直筋《だいたいちょくきん》）

ひざの前が痛くなるのは「太ももの前の筋肉」（大腿直筋）のトリガーポイントがまず疑われます。

大腿直筋は、大腿四頭筋を構成する筋肉の1つで、中間広筋（156ページ）の外側にあり、ひざの曲げ伸ばしをする筋肉です。

ここにトリガーポイントができると、痛みを避けようとするため、ひざの筋肉は短縮して硬くなり、その結果、筋力も低下していきます。

しかし、痛みがあるからと、座りっぱなしの生活を続けていれば、筋肉は短縮したままなので、痛みも改善しません。

トリガーポイントを見つけるには、立った姿勢で、ひざが痛いほうの脚を上げると、太ももの前の筋肉が収縮するので、わかりやすいでしょう。

指でトリガーポイントを押すのも効果的ですが、ボールを壁にあてると、体重を圧としてかけられるので、より強く押すことができます。

ひざの前の痛みのトリガーポイント

この筋肉にトリガーポイントがある

（右下のイラストの関連痛を出すトリガーポイント）

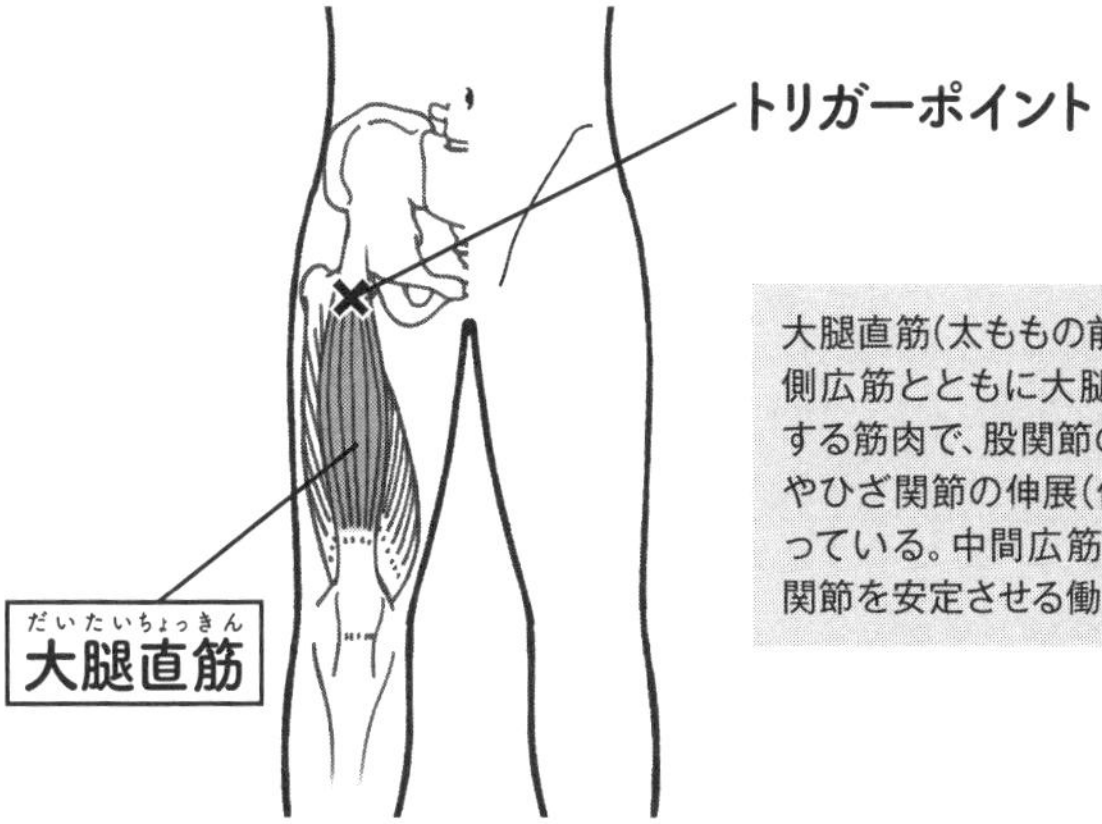

大腿直筋（太ももの前の筋肉）は、内側広筋とともに大腿四頭筋を形成する筋肉で、股関節の屈曲（曲げる）やひざ関節の伸展（伸ばす）に関わっている。中間広筋とともに、ひざ関節を安定させる働きもある

トリガーポイントの押し方

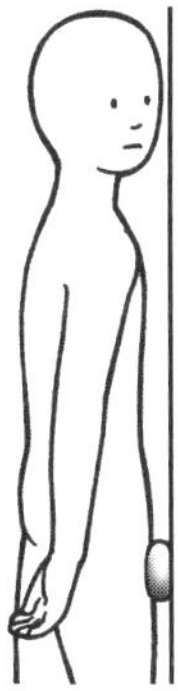

脚を上げると大腿直筋が収縮するので、トリガーポイントがわかりやすい。壁とトリガーポイントの間にボールを置いて押す

ここがトリガーポイント！

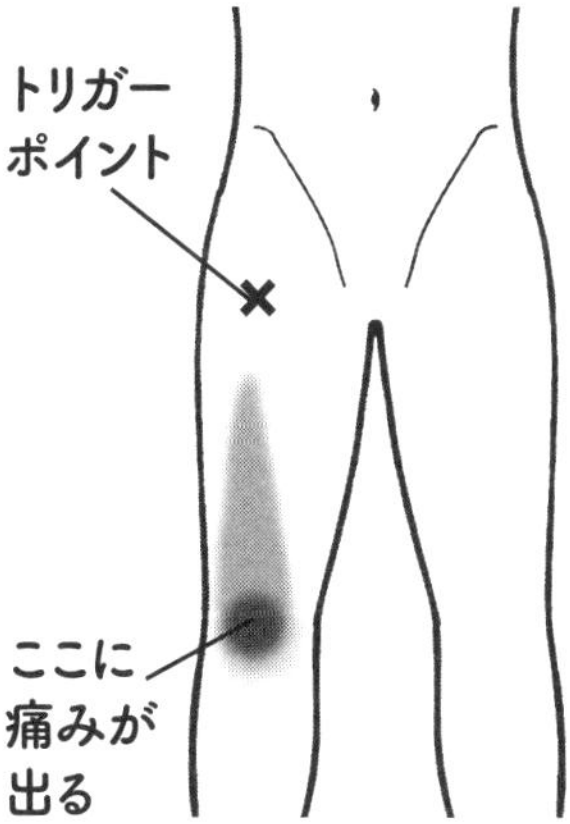

ひざの外側の痛み　太ももの外側の筋肉（外側広筋《がいそくこうきん》）

ひざの外側の痛みは「太ももの外側の筋肉」（外側広筋）のトリガーポイントによっても起こります。

外側広筋は、太ももの外側の痛みを出す筋肉として160ページで紹介しましたが、トリガーポイントができる位置によって、ひざの外側にも痛みを出すのです。

ここにトリガーポイントができると、ひざ関節の動きが悪くなるため、ひざが曲がらなくなってしまうこともあります。

外側広筋のトリガーポイントの関連痛は、とても広い範囲におよびますが、痛みが起こっている部位がわかれば、トリガーポイントも見つけやすくなります。

ひざの近くのトリガーポイントは、補助を添えた指で押すのが簡単で、効果があります。

またトリガーポイントが太ももにある場合は、161ページのように床にボールを置いたり、壁にボールをあてて押すのも効果的です。

ひざの外側の痛みのトリガーポイント

この筋肉にトリガーポイントがある

（右下のイラストの関連痛を出すトリガーポイント）

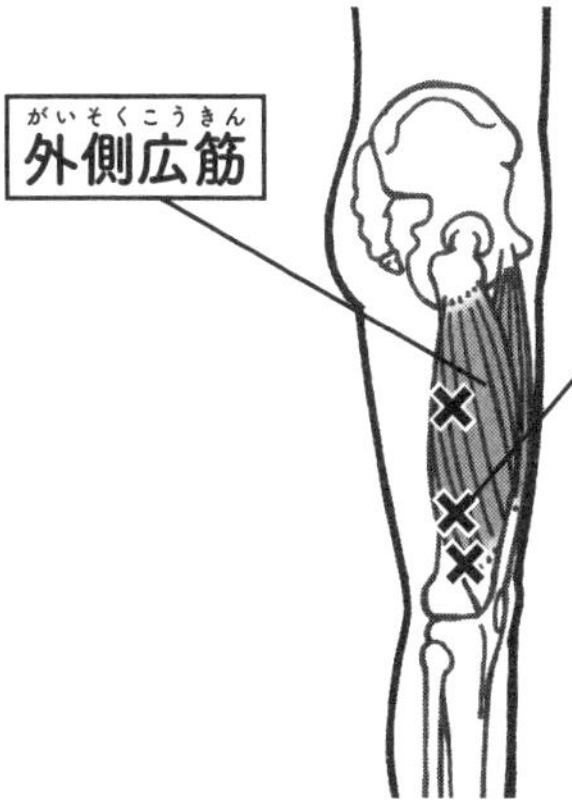

筋肉の解説は161ページを参照

太ももの外側に
痛みを出すことも
→ 160ページ

トリガーポイントの押し方

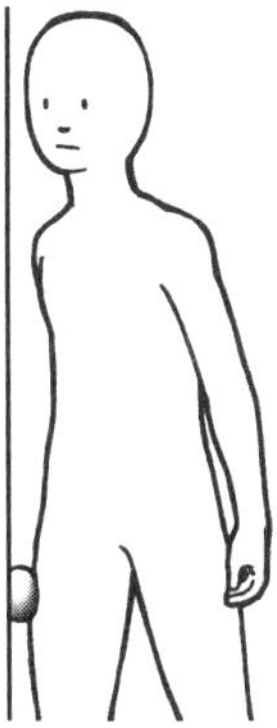

ボールを壁にあて、太ももの外側のトリガーポイントを押す。161ページのように横になって行ってもよい

ここがトリガーポイント!

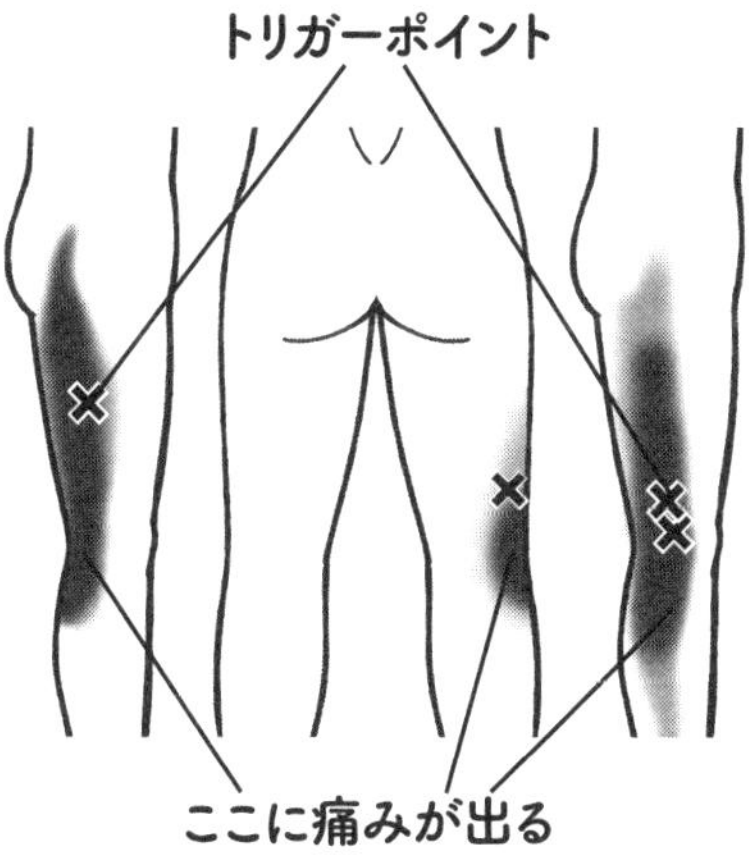

ひざの内側の痛み　太ももの内側の筋肉（鵞足筋《がそくきん》）

ひざの内側の痛みは「太ももの内側の筋肉」（鵞足筋）のトリガーポイントがまず疑われます。

鵞足筋とは「縫工筋」（１５８ページ）、「薄筋《はくきん》」「半腱様筋」（１６５ページ）の３つの筋肉の総称です。３つの筋肉が、すねの骨（脛骨）に付着する部分がガチョウ（鵞鳥）の足に似ていることから、このように呼ばれています。

ただし、初心者が３つの筋肉を区別する必要はないので、トリガーポイントを押すことが目的なら、太ももの内側の筋肉と覚えておき、関連痛が出るところを探せばよいでしょう。

ここでは縫工筋と薄筋のトリガーポイントを示していますが、太ももの内側の内側《ないそく》広筋《こうきん》（１６２ページ）にトリガーポイントができると、ひざの内側からひざにかけて痛みが出ます。トリガーポイントが太ももにあるときは、イスに座って、両手の親指で押すとよいでしょう。

ひざの内側の痛みのトリガーポイント

この筋肉にトリガーポイントがある

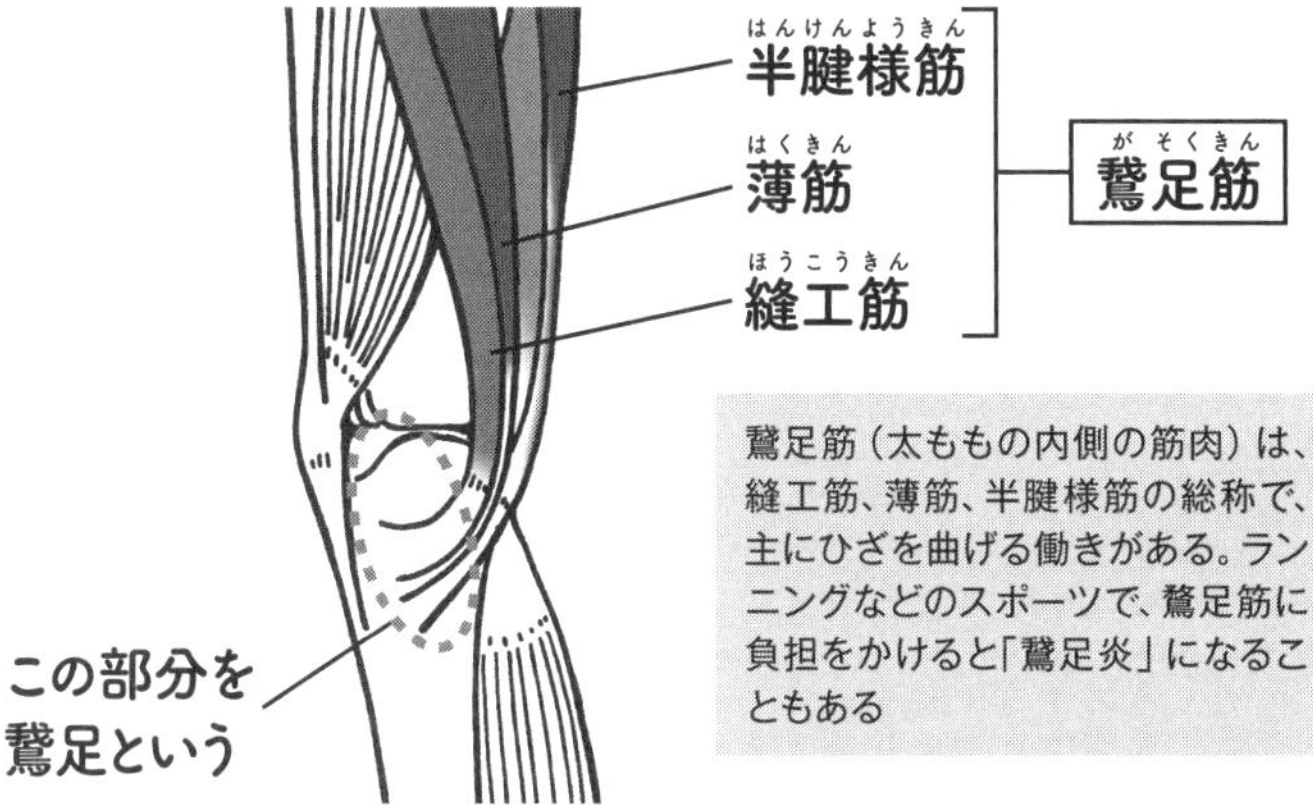

鵞足筋（太ももの内側の筋肉）は、縫工筋、薄筋、半腱様筋の総称で、主にひざを曲げる働きがある。ランニングなどのスポーツで、鵞足筋に負担をかけると「鵞足炎」になることもある

トリガーポイントの押し方

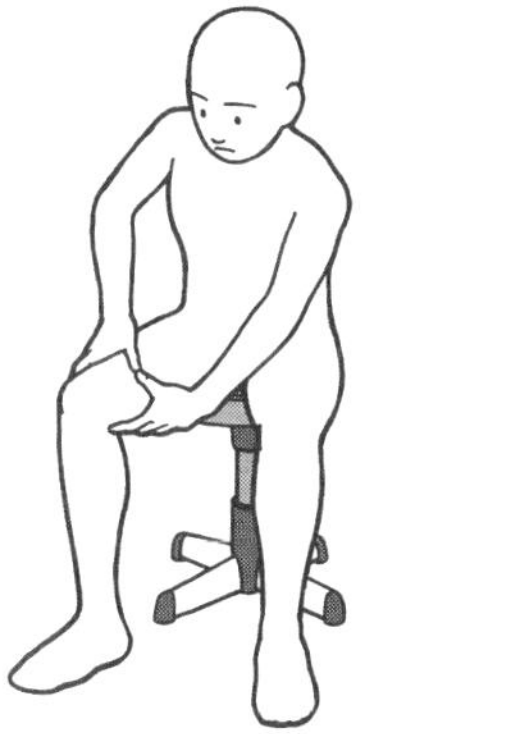

イスに座って太ももの内側のトリガーポイントを両手の親指で押す。ボールで押すことができれば、そのやり方でもよい

ここがトリガーポイント！

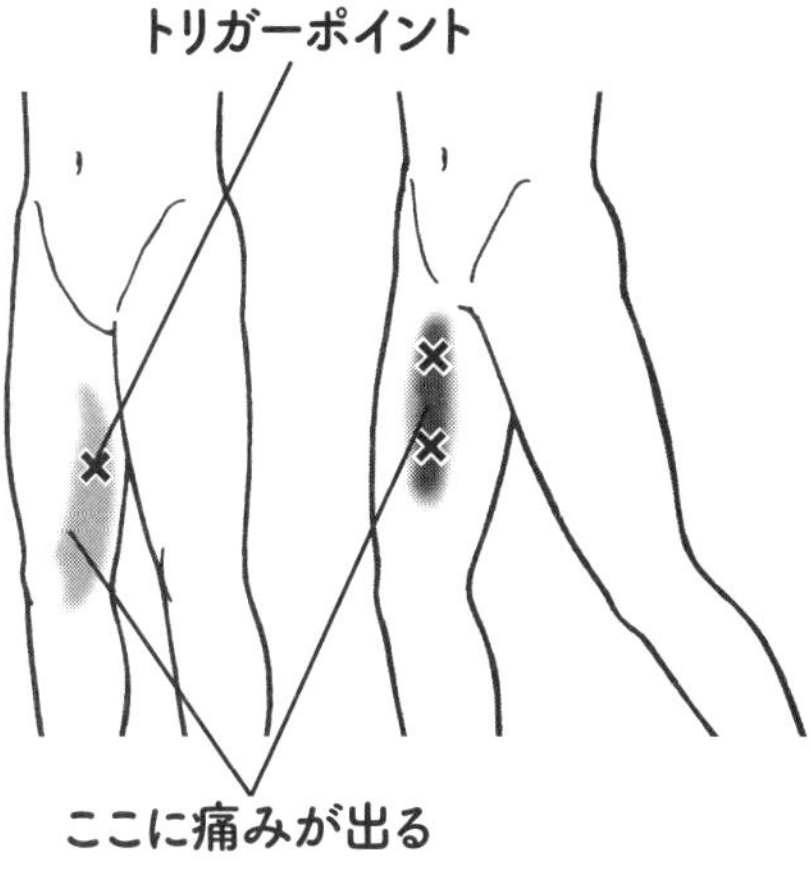

ひざの裏の痛み　ふくらはぎの筋肉（腓《ひ》腹《ふく》筋《きん》）

ひざの裏のことを「膝窩《しっか》」といいます。膝窩に痛みを出すトリガーポイントで最も多いのは「ふくらはぎの筋肉」（腓腹筋）です。

腓腹筋は膝窩のすぐ上にある大腿骨の下端に付着し、アキレス腱までつながる下腿の大きな筋肉です。

この筋肉のトリガーポイントは、ひざの裏だけでなく、ふくらはぎそのものにも関連痛を出すことがあります。

なお、ひざの裏の痛みは、太ももの裏側の筋肉である大腿二頭筋（ハムストリングを構成する筋肉の１つ）のトリガーポイント（１６４ページ）で起こることもあるので、腓腹筋のトリガーポイントでなければ、太ももの裏の筋肉を探してみましょう。

腓腹筋のトリガーポイントを押すには、イスに座った姿勢で、痛くないほうの脚のひざの上に、痛いほうの脚のふくらはぎをのせ、トリガーポイントを押すのが効果的です。

ひざの裏の痛みのトリガーポイント

この筋肉にトリガーポイントがある

（右下のイラストの関連痛を出すトリガーポイント）

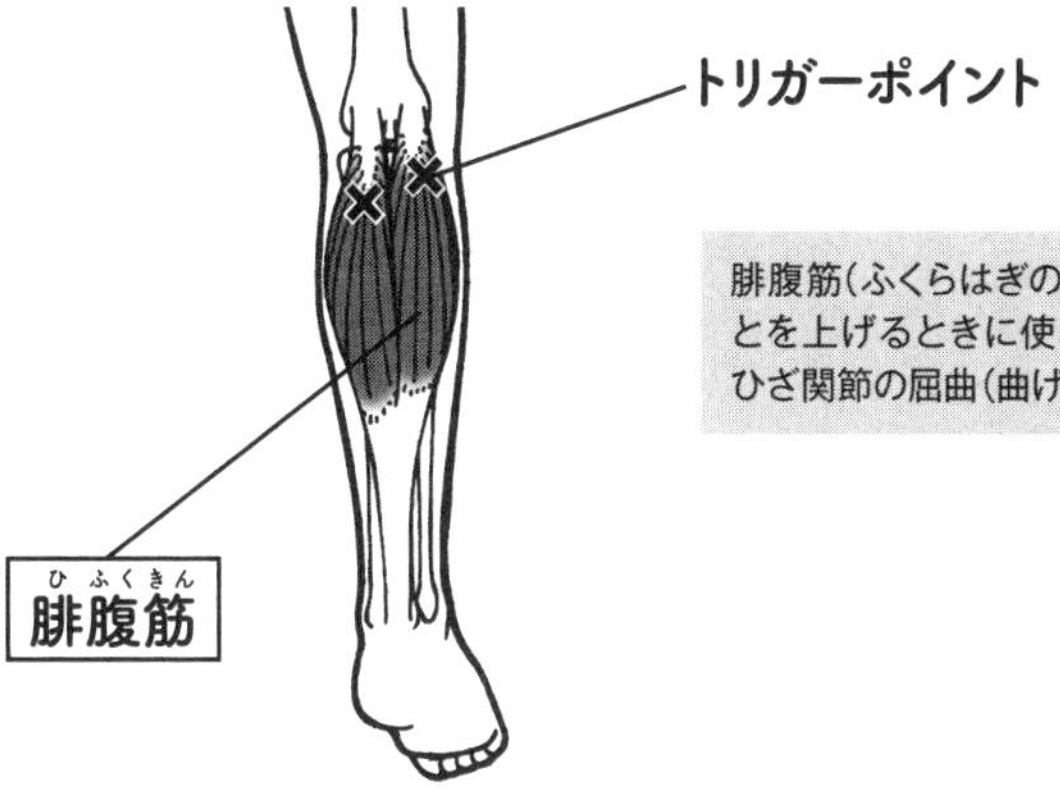

腓腹筋（ふくらはぎの筋肉）は、かかとを上げるときに使われる筋肉で、ひざ関節の屈曲（曲げる）働きもある

トリガーポイントの押し方

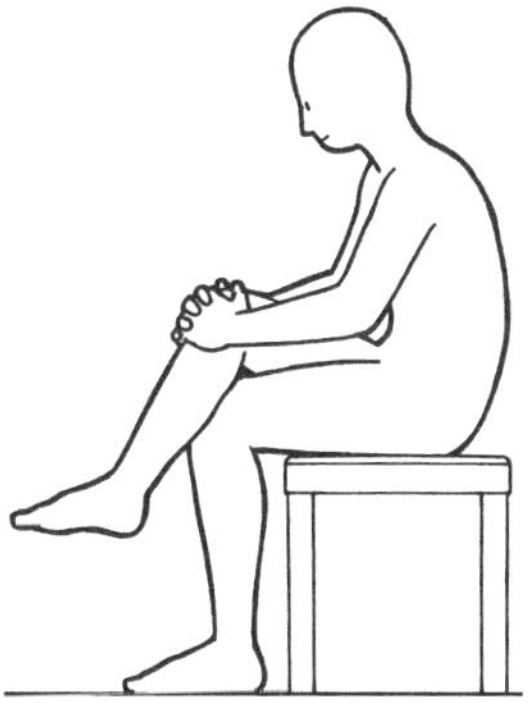

イスに座り、トリガーポイントのあるふくらはぎを、もう一方の脚のひざに当て、両手でひざに押しつけるようにする

ここがトリガーポイント！

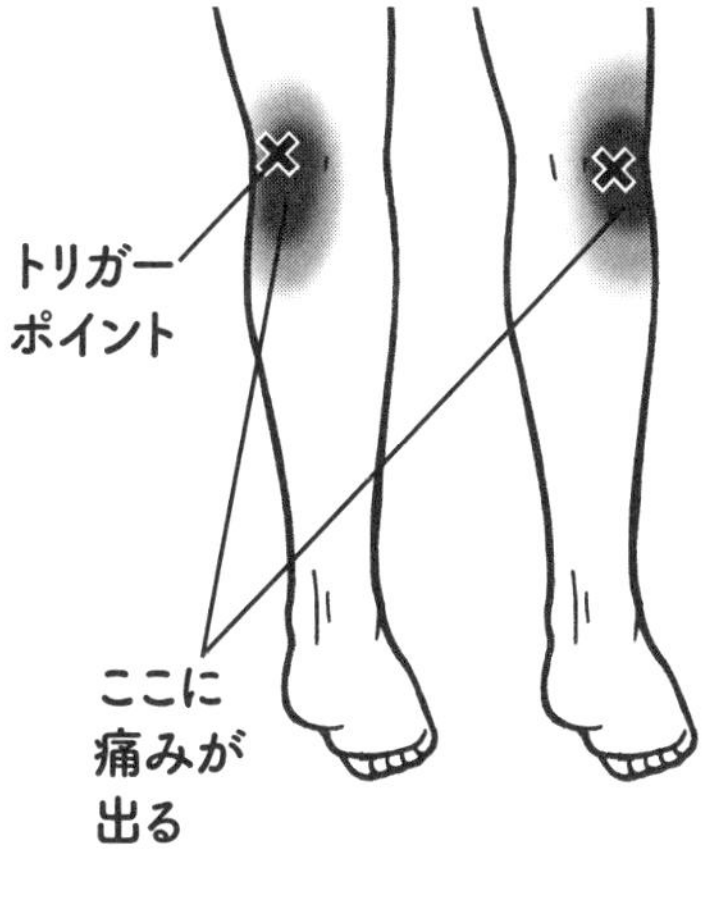

コラム

ひざの痛みの原因は軟骨のすり減りではない

加齢によるひざ痛には、「変形性膝関節症」という病名があります。年齢を重ねると、誰でも多かれ少なかれ、軟骨組織が変形していきます。ひざ関節の場合は、ひざの軟骨がすり減って、痛みが出るといわれています。

そのため、あたかも軟骨が痛みを出しているような印象を受けますが、軟骨には神経がないので、これは正しくありません。

ひざの痛みの本当の原因は、ひざ関節にある「滑膜《かつまく》」と呼ばれる袋状の組織です。滑膜の内部には血管や神経がありますが、軟骨がすり減ると、軟骨が変形して「骨棘《こつきょく》」と呼ばれるトゲのようなものができて、滑膜を刺激します。それによって、滑膜の内部で炎症反応が起きると、ひざが腫れたり、滑膜に水がたまるのです。

炎症が起こる前のひざの痛みは、ほとんどトリガーポイントによる痛みです。炎症を起こす前に、トリガーポイントを押してセルフケアをしましょう。

第9章

すねと足の痛みのトリガーポイント

合わない靴が原因で痛みが出ることも

「すね」は解剖学名では「下腿」といい、ひざから足首までの間のことを指します。下腿後面のやわらかい部分は、一般に「ふくらはぎ」ともいわれています。

すねやかかと、足の指の痛みの原因は、歩きすぎがほとんどなので、2〜3日休めば痛みはなくなると思います。

しかし、歩きすぎた覚えもないのに、すねや足が痛むのはトリガーポイントによる痛みである可能性があります。

トリガーポイントができる原因の1つとして考えられるのが、靴です。例えば、きつめの革靴で歩くと、足の指が動かないため、足首の筋肉に過剰な負担がかかり、すねが痛くなることがあります。

特定の靴をはいたときに、痛みが出るのであれば、その靴が合っていない可能性があるので、靴や足の専門家に相談するとよいでしょう。

第5章の「腕と手と肘の痛みのトリガーポイント」と同様、足や足の指も複雑な動きをするので、足の筋肉に関しても「伸筋」と「屈筋」を中心に説明します。

足指を反らすときに働くのが伸筋で、足指を握るような動きをするのが屈筋です。それぞれ親指（拇指）と、その他の指を動かす筋肉があります。足指を動かしながら、関連痛が出るトリガーポイントを探しましょう。

ふくらはぎが痛くなる、「こむらがえり」は誰でも経験したことがあると思います。トリガーポイントによる痛みとは少し違いますが、筋肉の疲れが原因です。

こむらがえりは、ふくらはぎの筋肉（おもにヒラメ筋）が収縮し、虚血状態になっているために起こります。

痛みをとるためには強制的にストレッチをして、血流を再開させないといけません。やり方は、壁に手をついてもよいので、立ち上がって、ひざを曲げ、ふくらはぎを伸ばすようにします。

また、足の親指の痛みで気をつけなければならないのが痛風の痛みです。痛風は親指の付け根に痛みが出ることが多いのですが、腫れがある場合は痛風の可能性が高いので、医師の診察を受けてください。

向こうずねの痛み　すねの前の筋肉（前脛骨筋《ぜんけいこうきん》）

向こうずね（下腿前面）の痛みは、ひざ関節と足をつなぐ大きな骨（脛骨）の外側に沿うようについている「すねの前の筋肉」（前脛骨筋）のトリガーポイントがまず疑われます。

歩きすぎたり、登山をしたりすると、前脛骨筋に負担がかかります。また、歩き方のクセで、知らない間に前脛骨筋に負荷をかけていることもあります。

前脛骨筋は足を反らす（背屈）と収縮するので、この状態のときに硬くなっているすねの筋肉を押して、関連痛が出るところを探します。

この筋肉のトリガーポイントを押すには、十分な圧力が必要ですが、かかとを使う方法があります。イスに座り、トリガーポイントがあるほうの向こうずねに、もう一方の足のかかとを置き、両手を添えて押すと効果的です。

なお、前脛骨筋のトリガーポイントの痛みは、向こうずねの痛みの他、足首や足の親指に痛みを出すこともあります。

向こうずねの痛みのトリガーポイント

この筋肉にトリガーポイントがある

（右下のイラストの関連痛を出すトリガーポイント）

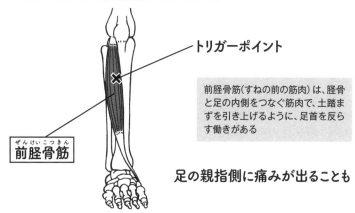

前脛骨筋（すねの前の筋肉）は、脛骨と足の内側をつなぐ筋肉で、土踏まずを引き上げるように、足首を反らす働きがある

足の親指側に痛みが出ることも

トリガーポイントの押し方

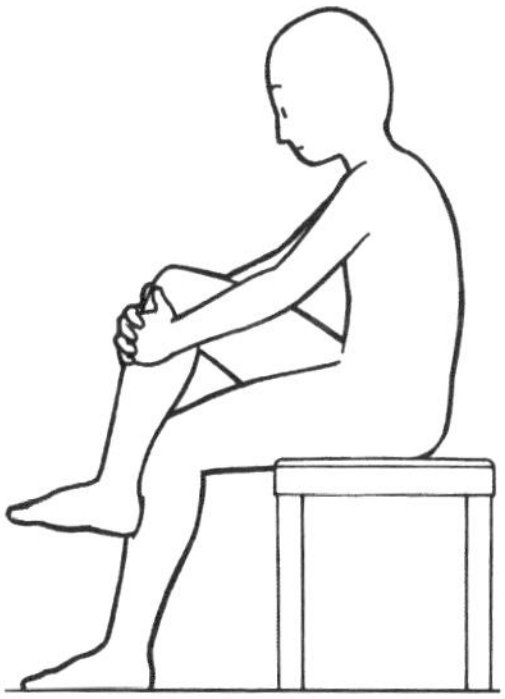

イスに座り、すねのトリガーポイントを、もう一方の足のかかとを使って押す。その際、両手を添えて、押すほうの足をしっかり安定させる

ここがトリガーポイント！

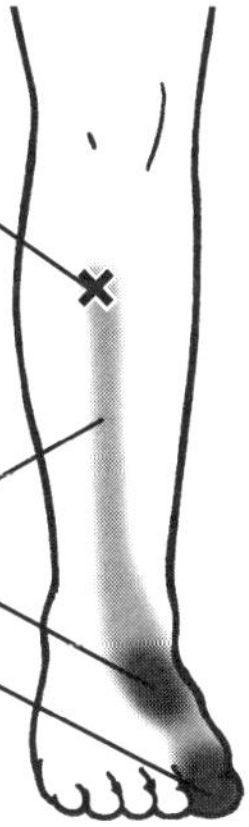

すねの外側の痛み　すねの外側の筋肉（腓《ひ》骨《こつ》筋《きん》）

すねの外側（下腿外側）の痛みは「すねの外側の筋肉」（腓骨筋）にあるトリガーポイントが疑われます。

腓骨は、脛骨（１７８ページ）と同様、ひざ関節と足をつなぐ骨の１つで、すねの外側についています。この骨のまわりについているのが腓骨筋です。

腓骨筋は、足底を外側に向ける（外反）働きをします。逆に無理に足底を内側に向ける（内反）と、腓骨筋に負荷がかかり、ねんざなどの原因になることもあります。実際に足底を内側に向けると腓骨筋が伸びますが、このとき筋肉はトリガーポイントを形成して、筋肉を収縮させ、元に戻そうとするのです。

トリガーポイントを押すには、左右の親指で押す他、横になって床にボールを置いて押すのも効果的です。

なお、腓骨筋のトリガーポイントは、すねの外側の痛みのほか、足首や足の甲、かかと（１８６ページ）に痛みを出すこともあります。

すねの外側の痛みのトリガーポイント

この筋肉にトリガーポイントがある

（右下のイラストの関連痛を出すトリガーポイント）

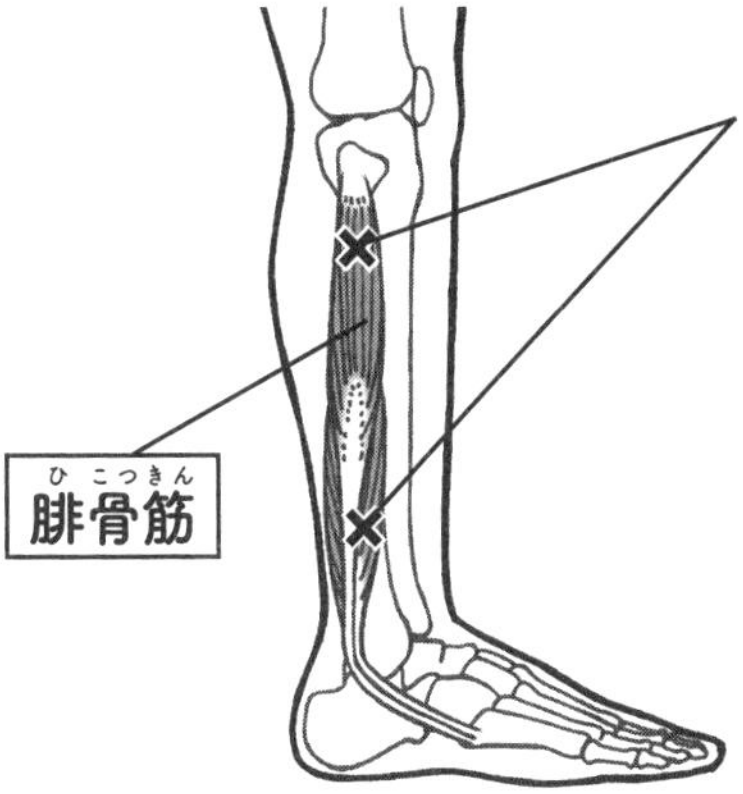

腓骨筋（すねの外側の筋肉）は、腓骨と足の外側や足の裏をつなぐ筋肉で、土踏まずを小指側に向けるように足首を伸す働きをする

足首、足の甲、かかとに痛みが出ることも
→ 186ページ

トリガーポイントの押し方

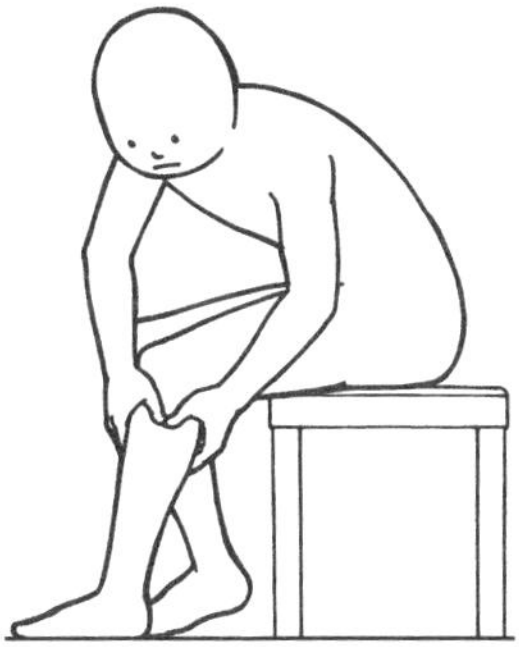

左右の親指を、すねの外側のトリガーポイントにあて、強く押す。床にボールを置いて、横になった状態で押してもよい

ここがトリガーポイント！

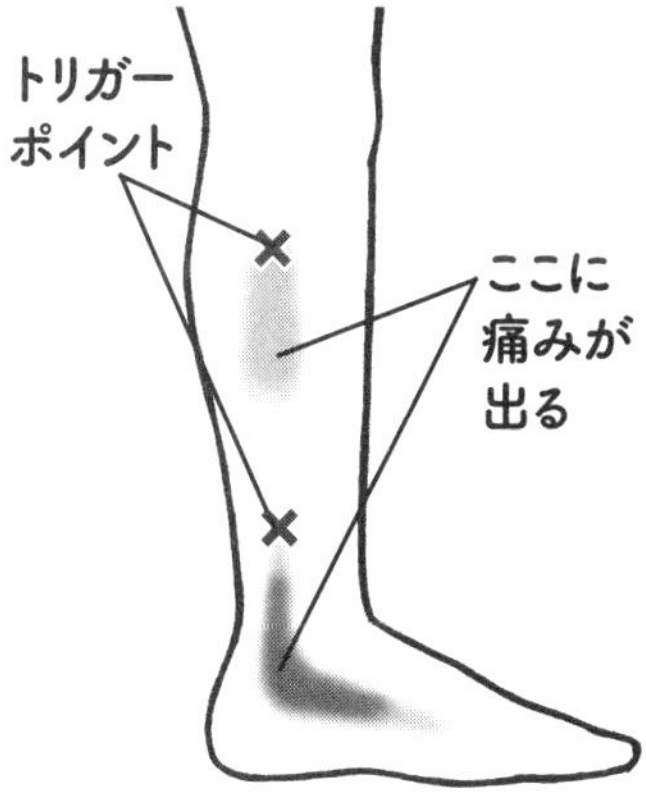

ふくらはぎの痛み① ふくらはぎの筋肉（ヒラメ筋）

すねの後面が「ふくらはぎ」ですが、ふくらはぎ全体を覆う大きな筋肉が、ヒラメ筋です。その形が魚の舌平目《したびらめ》に似ていることから、ヒラメ筋という名前がついたと言われています。

ヒラメ筋はアキレス腱とつながり、さらにかかとまで伸びているため、この筋肉のトリガーポイントは、ふくらはぎのほか、足首の後ろやかかとに痛みを出すこともあります。

ヒラメ筋は、つま先を伸ばしたときに収縮するので、筋肉が特定できます。つま先を伸ばして、関連痛が出るところを探しましょう。

なお、女性はハイヒールを履くと、つま先が伸びた状態になり、ヒラメ筋がつねに短縮したままになるので、トリガーポイントができやすくなります。

トリガーポイントを押すには、反対側の脚のひざの上にふくらはぎをのせて押すのが簡単で効果的です。

ふくらはぎの痛みのトリガーポイント①

この筋肉にトリガーポイントがある

（右下のイラストの関連痛を出すトリガーポイント）

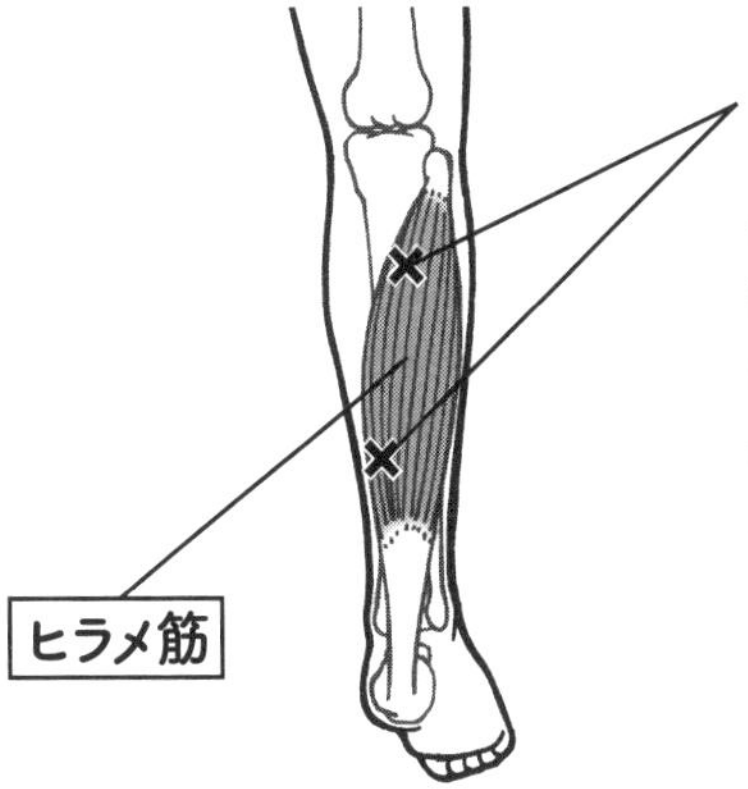

ヒラメ筋（ふくらはぎの筋肉）は、腓腹筋（185ページ）とともに下腿三頭筋を構成する筋肉の1つ。おもに立った動作で使われ、足首の曲げ伸ばしにも関わっている。

足首の後ろや、かかとに痛みが出ることも

トリガーポイントの押し方

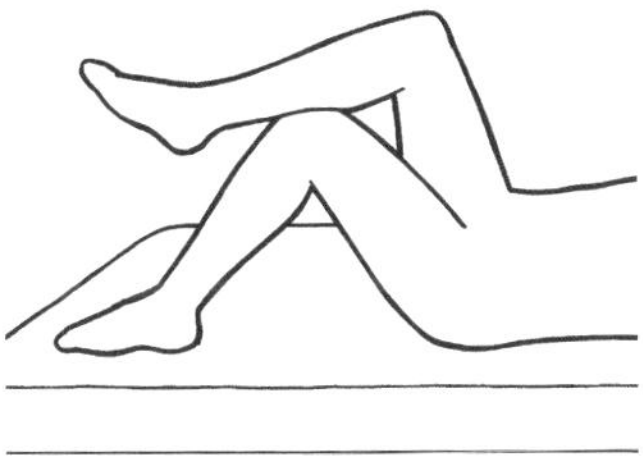

床に仰向けになり、ふくらはぎのトリガーポイントを、もう一方の脚のひざにのせて押す。

ここがトリガーポイント！

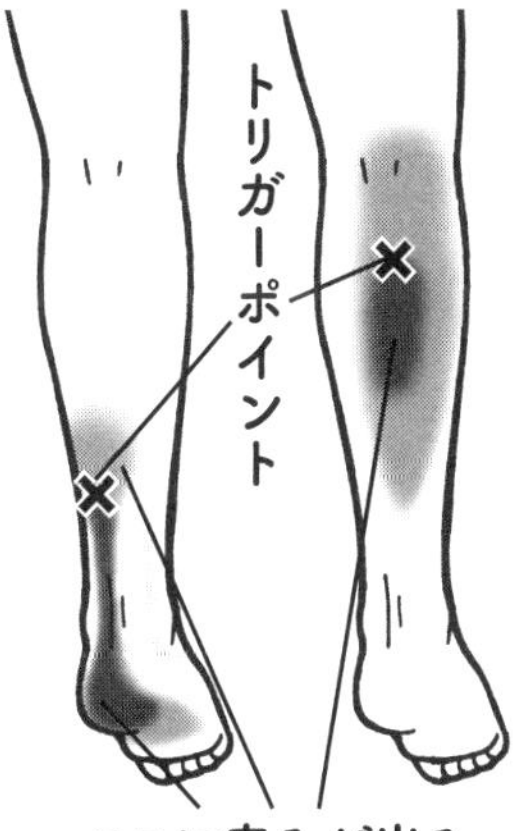

ふくらはぎの痛み②　ふくらはぎの筋肉（腓《ひ》腹《ふく》筋《きん》）

第8章、ひざの裏の痛み（172ページ）のトリガーポイントを形成する「ふくらはぎの筋肉」（腓腹筋）は、ふくらはぎにも痛みを出すことがあります。

腓腹筋はヒラメ筋（182ページ）とともに、下腿三頭筋を構成する筋肉の1つで、ヒラメ筋と同様、足首の曲げ伸ばしに関わっています。

階段や坂を上ったり、車のアクセルをずっと踏み続ける動作は、腓腹筋に負担をかけます。またヒラメ筋と同じように、ハイヒールを履くのも腓腹筋にとっては負担になります。

腓腹筋のトリガーポイントは、ふくらはぎの痛みのほか、かかとの内側に痛みを出すこともあります。

筋肉を特定するには、ヒラメ筋と同様。つま先を伸ばせば筋肉が緊張するので、わかります。ちなみに、ヒラメ筋は腓腹筋の奥に隠れていますが、トリガーポイントがわかればそこを押せばよいのですから、筋肉名にこだわる必要はありません。

ふくらはぎの痛みのトリガーポイント②

この筋肉にトリガーポイントがある

（右下のイラストの関連痛を出すトリガーポイント）

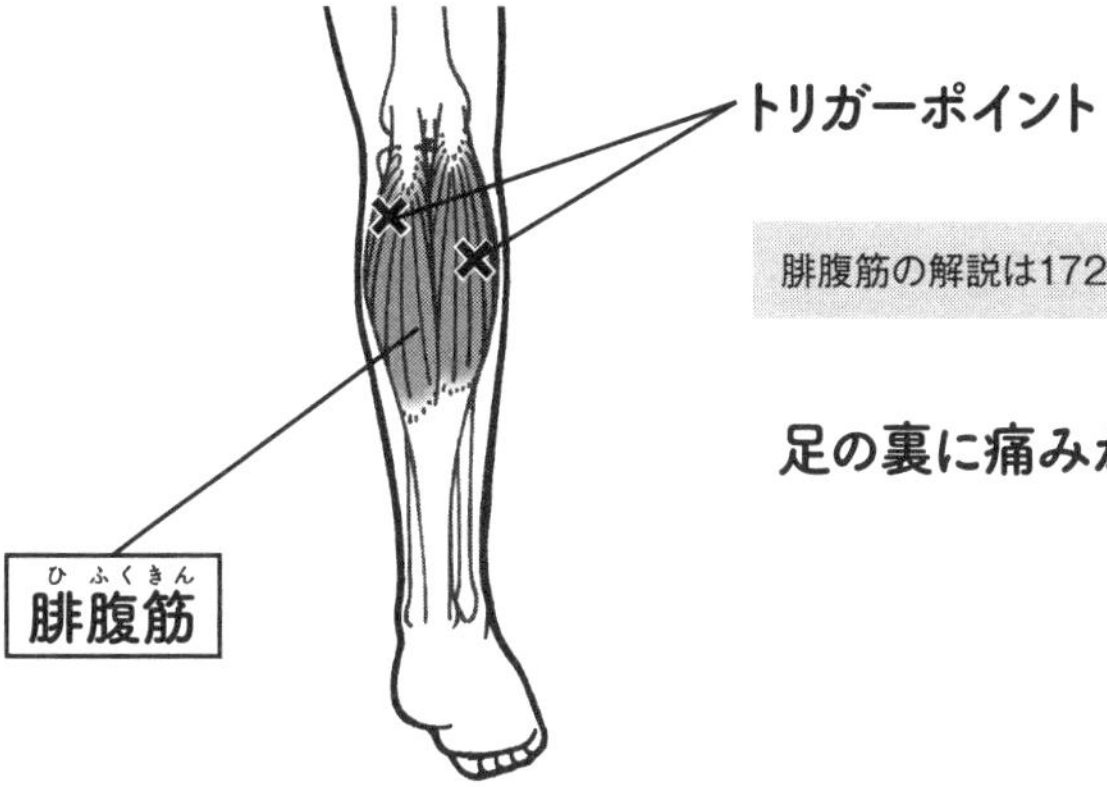

腓腹筋の解説は172ページを参照

足の裏に痛みが出ることも

トリガーポイントの押し方

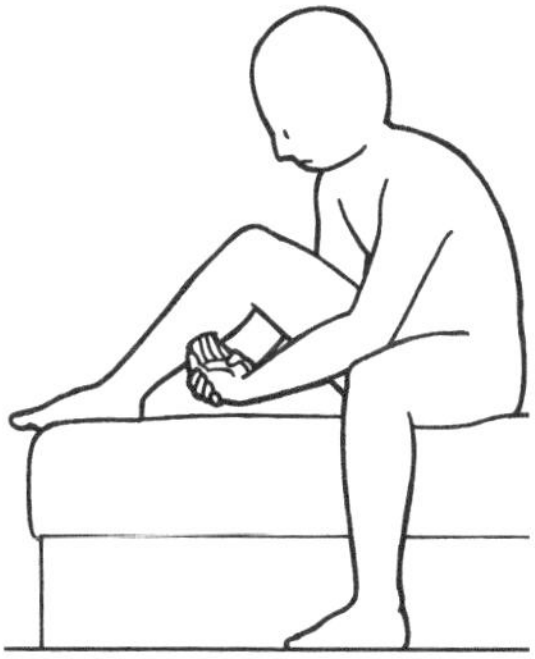

ヒラメ筋と同じ押し方（183ページ）でもよいが、ベッドなどにトリガーポイントのある脚をのせて、親指以外の4本の指で押す方法もある。その際、もう一方の手で補助すると、しっかり押すことができる

ここがトリガーポイント！

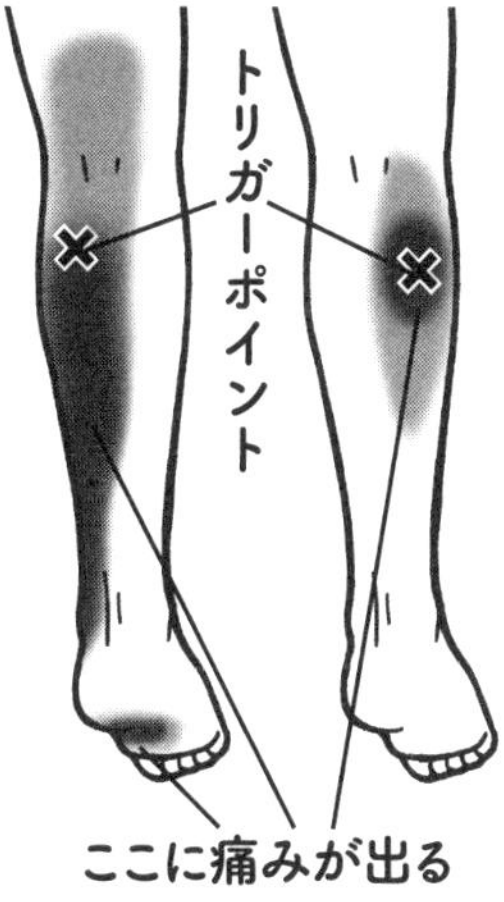

すねと足の痛みのトリガーポイント

足首、足の甲、かかとの痛み　すねの外側の筋肉（腓《ひ》骨《こつ》筋《きん》）

すねの外側の痛み（１８０ページ）のトリガーポイントを形成する「すねの外側の筋肉」（腓骨筋）は、足首や足の甲、かかとに痛みを出すトリガーポイントを形成することもあります。

そして足首、足の甲、かかとの関連痛を出すトリガーポイントは、腓骨筋の足首のほうに作られます。

腓骨筋は足首を外側に反らす働きとともに、足首を伸ばす働きがあります。この動きをしながら、トリガーポイントを探します。

この部分の腓骨筋は、深いところにあるので、しっかり押さないと効果が得られません。

指で押すときは、筋肉に届くように深く押す必要がありますが、ベッドの端にボールを置くと、楽に押すことができます。

足首、足の甲、かかとの痛みのトリガーポイント

この筋肉にトリガーポイントがある

（右下のイラストの関連痛を出すトリガーポイント）

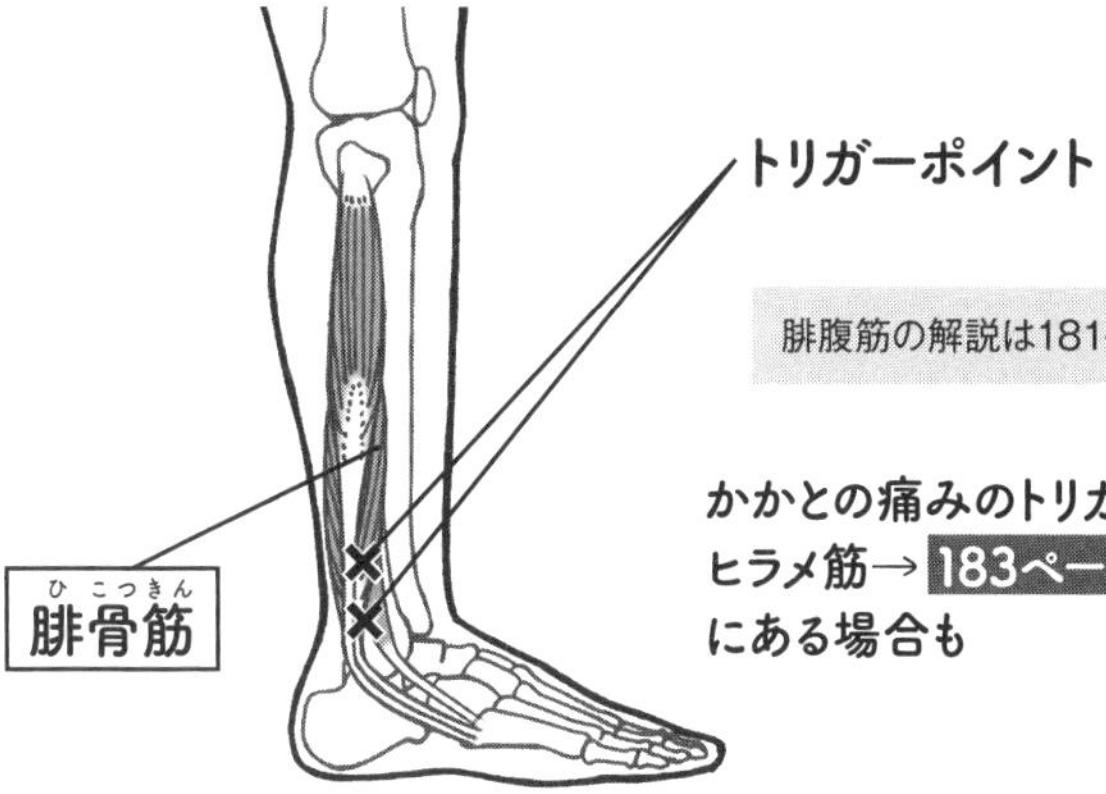

腓腹筋の解説は181ページを参照

かかとの痛みのトリガーポイントは
ヒラメ筋→ 183ページ
にある場合も

トリガーポイントの押し方

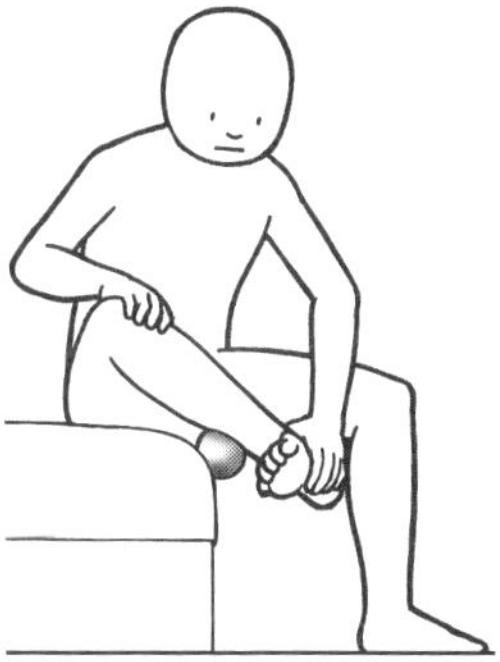

トリガーポイントは足首に近いところにあるので、ベッドの端にボールを置いて、手で足をつかんで支えながら、トリガーポイントを押す

ここがトリガーポイント!

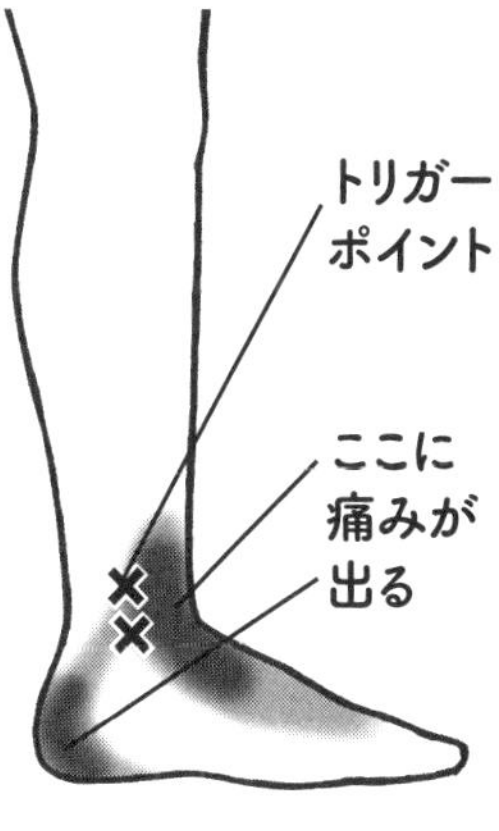

足の親指側の痛み　拇趾を動かす筋肉（長《ちょう》拇《ぼ》趾《し》屈《くっ》筋《きん》・長《ちょう》拇《ぼ》趾《し》伸《しん》筋《きん》）

足の親指（拇趾）と、その他の4本の指（四趾）は動かす筋肉が異なります。またそれぞれに屈筋と伸筋があります。

屈筋は足の指（足趾）を足底側に向ける（底屈）働きをしますが、拇趾を底屈させる主な筋肉が「長拇趾屈筋」です。

底屈と逆に、足の指を反らすことを「背屈」といいます。四趾を背屈させる主な筋肉が「長趾伸筋」です。

拇趾側に痛みが出るのは、長拇趾屈筋か長拇趾伸筋のトリガーポイントが、まず疑われます。底屈したときに拇趾の裏が痛ければ長拇趾屈筋、背屈したときに拇趾の爪のほうに痛みが出れば長拇趾伸筋です、

長拇趾屈筋はふくらはぎに、長拇趾伸筋はすねにあるので、底屈、もしくは背屈をしながら、トリガーポイントを探しましょう。押し方は長拇趾屈筋ならかかとを使って、長拇趾伸筋は腓骨筋のように、指を使って行う（181ページ参照）とよいでしょう。

足の親指側の痛みのトリガーポイント

この筋肉にトリガーポイントがある

（右下のイラストの関連痛を出すトリガーポイント）

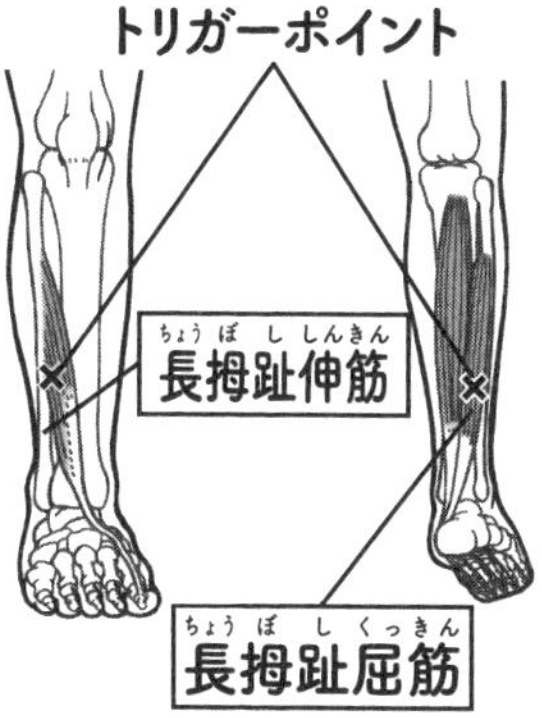

長拇趾伸筋は、腓骨の中心のあたりから、すねの外側を通り、足の親指（拇指）のまで伸びている筋肉で、拇指を伸ばす働きがある

長拇趾屈筋は、ヒラメ筋（183ページ）の奥にあり、足の親指（拇指）の先端まで伸びている筋肉で、拇指を曲げる働きがある

足の親指側の痛みのトリガーポイントは前脛骨筋→ 179ページ にある場合も

トリガーポイントの押し方

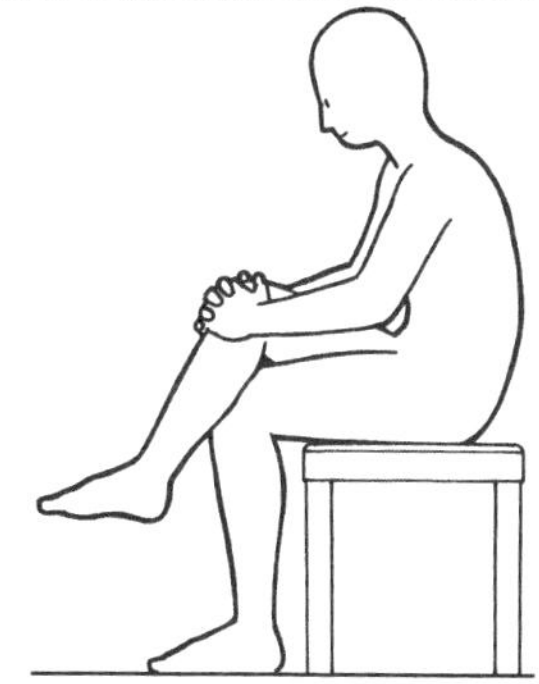

ここがトリガーポイント！

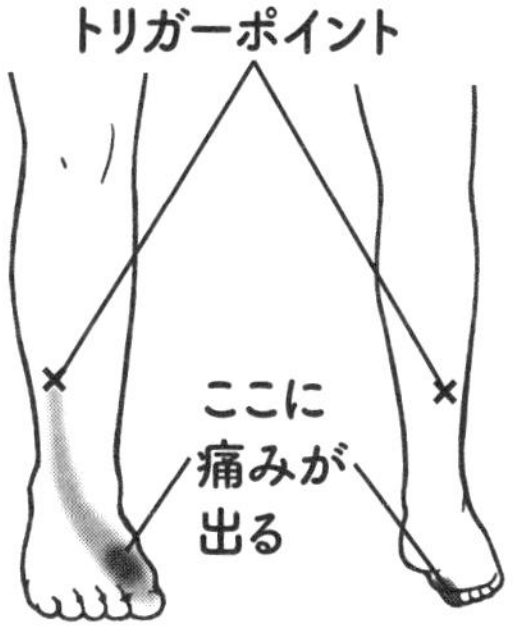

トリガーポイントがふくらはぎにある場合（長拇趾屈筋）は、イスに座り、トリガーポイントをもう一方の脚のひざにあてて押す。その際、両手でひざを支えて安定させる。向こうずね（長拇趾伸筋）にトリガーポイントがある場合は、前脛骨筋のようにトリガーポイントに、もう一方の脚のかかとをあてて押す（179ページ）。腓骨筋のように、指を使って押してもよい（181ページ）

足の指の痛み　四趾を動かす筋肉（長趾屈筋《ちょうしくっきん》・長趾伸筋《ちょうししんきん》）

足の四趾の痛みは、四趾を動かす屈筋、もしくは伸筋によるものです。それぞれのおもな筋肉は「長趾屈筋」と「長趾伸筋」。四趾を底屈させるのが長趾屈筋、背屈させるのが長趾伸筋です。

長趾屈筋はすねの内側にある筋肉で、すねの内側から、内くるぶし、さらには足底や四趾に関連痛を出します。

長趾伸筋はすねの外側にある筋肉で、すねの外側から、足の甲、四趾にかけて関連痛を出します。

痛みは筋肉を収縮させたときに出ますから、四趾を底屈させたり、背屈させたりしながら、どちらの筋肉にトリガーポイントがあるのか探します。

長趾屈筋のトリガーポイントを押すにはヒラメ筋と同様、反対側のひざで押す（183ページ）のが効果的です。長趾伸筋は両手の親指あるいはボールなどを使って押すようにするとよいでしょう。

足の指の痛みのトリガーポイント

この筋肉にトリガーポイントがある

（右下のイラストの関連痛を出すトリガーポイント）

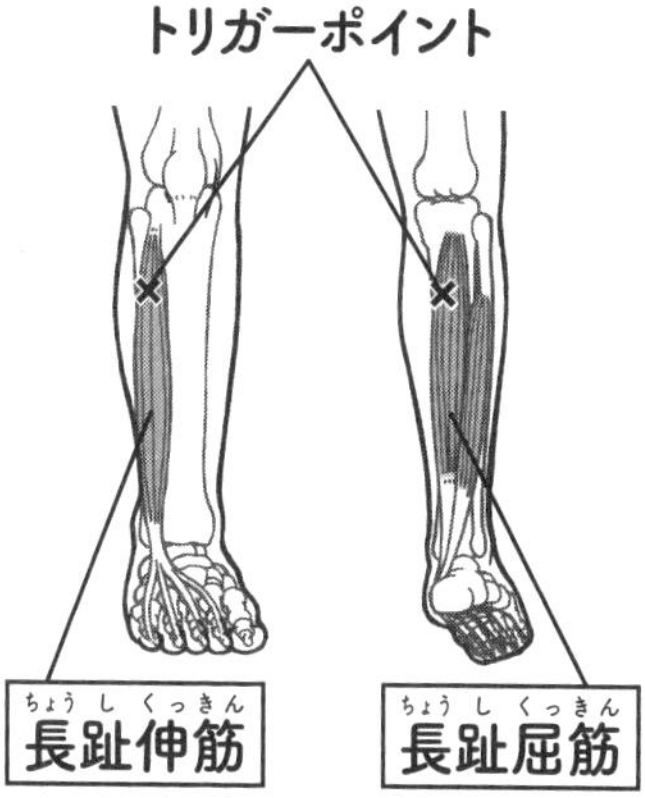

長趾屈筋は、脛骨の後ろにある深層筋の1つで、すねから足底を通って4本に分かれ、指の先までつながっている筋肉。親指以外の4本の指を曲げる働きがある

長趾伸筋は、ひざ下からすねの外側を沿って足の指まで付いている筋肉で、親指以外の4本の指を背屈する働きがある

トリガーポイントの押し方

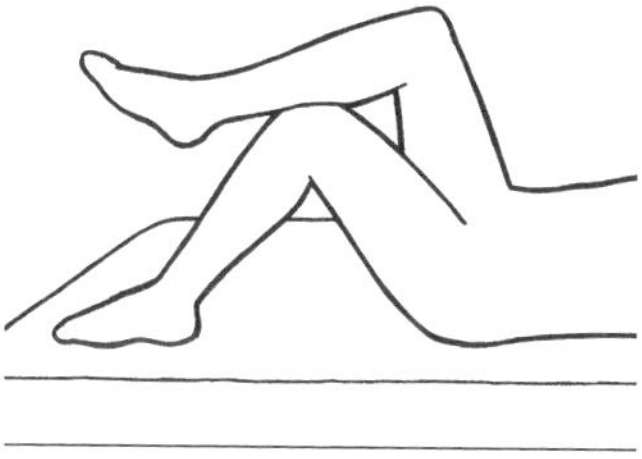

トリガーポイントがふくらはぎにある（長趾屈筋）なら、トリガーポイントを、もう一方の脚のひざを使って押す。イラストのように横になって行っても、189ページのように、イスに座って行ってもよい。トリガーポイントがすねの外側にある（長趾伸筋）なら、両手の親指を使って押してもよい

ここがトリガーポイント!

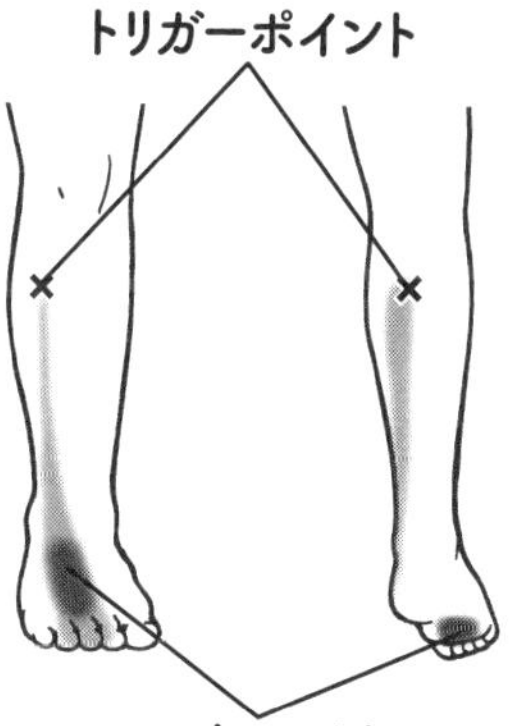

著 者

大谷素明（おおたに・もとあき）

D.C.(Docter of Chiropactic)、鍼灸按摩マッサージ指圧師。1950年愛知県生まれ。1973年関西鍼灸柔整専門学校卒業。1975年東京教育大学（現筑波大学）理療科教員養成施設卒業。1981年米国アイオワ州パーカーカイロプラクティック大学卒業。1983年ホリスティックヘルス大谷治療室開業、現在室長。東京衛生学園講師、東洋鍼灸専門学校講師、長崎柔鍼スポーツ専門学校講師、筑波技術大学非常勤講師も務める。著書、監訳著に『誰でもできるトリガーポイントの探し方・治し方』（エクスナレッジ）、『エビデンスに基づく疾患別クリニカルマッサージ 評価と治療』（丸善出版）など多数。

ホリスティックヘルス・大谷治療室

〒152-0023 東京都目黒区八雲1-8-8

電話：03-5701-7713

http://www.hhoc.jp/

世界一やさしいトリガーポイントの探し方・押し方

2020年1月31日 初版第1刷発行

2022年3月16日 第2刷発行

著 者 大谷素明

発行者 澤井聖一

発行所 株式会社エクスナレッジ

https://www.xknowledge.co.jp/

〒106-0032 東京都港区六本木7-2-26

問合先 編集 TEL.03-3403-6796 FAX.03-3403-0582

info@xknowledge.co.jp

販売 TEL.03-3403-1321 FAX.03-3403-1829